TRAITÉ

DE

L'USAGE

DES

DIFFERENTES SORTES

DE SAIGNÉES,

PRINCIPALEMENT

DE CELLE DU PIED;

Par JEAN-BAPTISTE SILVA Docteur Regent de la Faculté de Médecine de Paris, Médecin Consultant du Roy, & Médecin ordinaire de S. A. S Monseigneur le Duc.

PREMIÉRE PARTIE

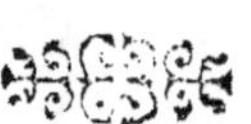

A PARIS,

Aux dépens d'ANISSON, Directeur de l'Imprimerie Royale.

M. DCCXXVII.

AVEC PRIVILEGE DU ROY.

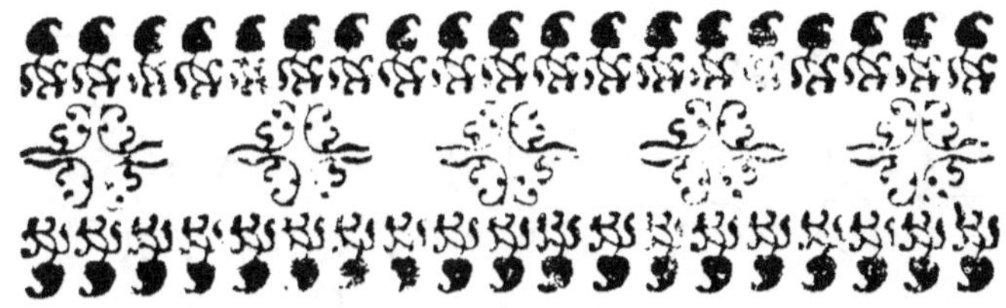

PRÉFACE.

LA Saignée est un des plus efficaces & des plus sûrs remédes de la *Médecine :* mais pour en retirer toute l'utilité dont elle peut estre, il ne suffit pas de sçavoir les maladies où elle convient, & les temps où l'on doit l'employer, il faut surtout connoître sur quelles parties on doit la pratiquer dans chaque cas particulier.

Il y a peu de parties dans le corps d'où les anciens *Médecins* ne se soient avisez de tirer du sang : cela devoit rendre alors le choix des saignées très difficile ; puisqu'il l'est même aujourd'huy, quoyqu'on ne saigne plus que du bras, du pied, & du col.

PREFACE.

La difficulté du choix vient de ce qu'il faut diſtinguer dans toute ſorte de ſaignées, trois différens effets qu'elles produiſent toûjours.

1.º Elles vuident une certaine quantité du ſang qui eſt contenu dans les vaiſſeaux. C'eſt l'évacuation.

2.º Elles attirent une plus grande quantité de ſang dans la partie d'où l'on ſaigne, & dans les parties voiſines qui reçoivent le ſang du même tronc d'artére. C'eſt la *dérivation*.

3.º Enfin en déterminant le ſang vers la partie d'où l'on ſaigne & dans les parties voiſines, elles le détournent d'autant des parties plus éloignées, qui reçoivent le ſang par des vaiſſeaux oppoſez. C'eſt la *révulſion*.

S'il n'eſtoit queſtion que d'une ſimple *évacuation*, le choix du lieu

PREFACE.

où l'on doit faire la saignée, seroit
absolument indifférent L'*évacua-*
tion seroit la même, de quelqu'endroit qu'on la fist ; parce qu'elle dépend, non du lieu où l'on saigne,
mais de la quantité de sang qu'on
laisse sortir.

Mais en faisant cette *évacuation,*
il s'agit presque toûjours de faire
en même temps une *révulsion* &
une *dérivation* particuliére. Ces effets, fort importants & opposez entre eux, mettent un Médecin sage
dans la necessité d'opter pour l'un
ou pour l'autre, selon l'exigence
des cas; & par conséquent il faut
qu'il se détermine aussi sur le lieu
où il convient de saigner, pour
produire à point nommé sur la
partie malade le changement qu'on
se propose. L'embarras est de faire
un bon choix dans une matiére
sur laquelle les Médecins ont

toûjours efté, & font encore fort partagez.

Il eft certain que la plufpart des Médecins Grecs & Latins ont recommandé la *révulfion* dans les inflammations & dans les difpofitions inflammatoires, comme nous le difons dans le corps de cet Ouvrage: & c'eft fur ce principe qu'ils ordonnent dans ces occafions, de faigner de la partie la plus éloignée de l'endroit affecté ; afin que le fang qui y coule trop abondamment, en foit détourné, & détourné plus loin.

Mais il eft vray auffi qu'on trouve dans les Ouvrages des mefmes Auteurs, des décifions toutes contraires, où ils paroiffent donner la préférence à la *dérivation* dans les mefmes cas. Cette contradiction doit tout au moins nous difpenfer d'avoir une vénération aveugle pour

PREFACE.

eux, & de regarder comme des guides bien affûrez des Auteurs dont
les décifions fe détruifent quelques-
fois elles-mefmes.

Les Médecins Arabes, qui ont
fuccedé aux Médecins Grecs &
Latins, ont efté plus décidez qu'eux
fur cette matiére : ils ont enfeigné
unanimement qu'il falloit toûjours
procurer la *révulfion* dans le commencement des inflammations &
des difpofitions inflammatoires ; &
ce n'eft qu'après plufieurs faignées
révulfives , qu'ils permettoient de
procurer la *dérivation.*

Ce fentiment a efté fuivi pendant près de fix cens ans par tous
les Médecins qui ont paru en Europe depuis le premier eftabliffement
des Univerfitez. Comme ils puifoient toute leur fcience dans les
Ouvrages des Arabes, ils y puifoient
auffi tous les préjugez & toutes les

ã iiij

opinions de leurs Maîtres, & les adoptoient fans examen.

Cependant cette pratique parut dangereufe à *Briſſot* Médecin célébre de la Faculté de Paris, qui vivoit vers le milieu du feiziéme fiécle : mais loin de s'élever, comme il auroit dû, contre l'abus de la *dérivation* qu'on permettoit mal à propos fur la fin des inflammations, un zéle mal entendu luy fit condamner la *révulſion* qu'on employoit dans le commencement. Il prétendoit qu'on devoit toûjours s'en tenir à la *dérivation ;* & c'eſtoit felon luy la véritable doctrine d'*Hippocrate ;* par confequent la feule pratique qui fût fure : confequence infaillible pour les Commentateurs, ou pour tous ceux qui incapables de juger des chofes par elles-mêmes, fe perfuadent que les degrez d'évidence d'un fentiment doivent eſtre meſurez par les degrez de ſon ancienneté.

Les raiſons de *Briſſot* ne firent pas une égale impreſſion ſur tout le Monde ; principalement, parce qu'on ne convenoit pas qu'*Hippocrate* ſe fuſt déclaré pour ce ſentiment : mais il ne laiſſa pas d'avoir pluſieurs Sectateurs. Le reſte prit parti ſelon ſon gouſt ; & l'on vit les *Praticiens* les plus expérimentez ſuivre dans les mêmes maux, des pratiques oppoſées ſur le choix des ſaignées.

On doit pardonner ces incertitudes & ces variations aux anciens Médecins. Dans l'ignorance où ils eſtoient de la circulation, il leur eſtoit impoſſible de connoiſtre les véritables mouvements que la ſaignée doit imprimer au ſang, & par conſéquent les effets qu'on doit attendre de la *révulſion* ou de la

PREFACE.

dérivation qu'elle procure. Leur opinion fur le repos du fang devoit les
éloigner de la vérité, & il eſtoit bien
difficile que les obſervations ſeules
pûſſent les guérir des préventions
de leur *ſyſtême.*

Ce n'eſt que depuis la connoiſſance de la circulation du ſang,
qu'on a pû raiſonner juſte ſur cette matiére : on ne l'a pas même
fait d'abord La vérité ne ſe dé-
veloppe pour l'ordinaire que peu
à peu : il eſt rare que les Auteurs
d'une découverte en voyent tous
les avantages; contents du ſuccès
d'un grand effort, ils tombent enſuite dans une eſpéce d'inaction,
qui permet à leurs ſucceſſeurs de
recüeillir une partie de la gloire qui
les attendoit, s'ils euſſent fait un
pas de plus.

Ce n'a eſté que long-temps après
Harvée, que *Bellini* a ſçû profiter

PREFACE.

de la découverte de la circulation, pour éclaircir l'ufage & les effets des faignées ; & le traité qu'il a publié fur cette matiére fous le titre *De fanguinis miffione*, eft fans contredit le premier où l'on ait fuivi des principes folides.

Cet ouvrage s'eft attiré par là de juftes éloges, malgré l'obfcurité qui s'y trouve. *Bellini* prouve d'abord [a] que la diminution du fang que les faignées caufent, doit fe répartir uniformément fur toutes les parties : & il détermine en même temps les différents dégrez de viteffe ou de ralentiffement que les mêmes faignées impriment au fang qui coule par les différents vaiffeaux, fuivant les parties où l'on faigne ; c'eft-à-dire, qu'il reconnoift dans toutes les faignées *l'évacuation*, la *révulfion* & la *dérivation*. [b] Il examine enfuite les effets généraux que

[a] *Propof. 1. & 2.*

[b] *Propof. 3. & 5.*

^a les faignées produifent, & il paffe ^a de là aux effets particuliers qu'on peut attendre de la *révulfion* & de la *dérivation* qu'elles caufent : mais il ne fait qu'indiquer ces derniers effets. Il traite après cela des différents fecours ^b qu'on peut fubftituer à la faignée, comme l'application des fang-fuës, les *fcarifications*, les *frictions*, la purgation, &c. & il finit ^c par l'explication des maladies où la faignée convient, & du temps où l'on doit la pratiquer, & par la détermination de la quantité de fang qu'on doit tirer chaque fois.

Mais la connoiffance de la circulation, qui a tant éclairé *Bellini* fur l'ufage de la faignée, n'a pû l'affranchir de toute forte de préjugez. Trop de refpect pour les Médecins Arabes, ou pluftoft trop de prévention pour une opinion com-

munément reçûë de tout temps, &
dans laquelle il avoit esté élevé, luy
a fait ∗ avancer que la *dérivation*   ∗ *Prop. 6.*
convenoit sur la fin des maladies
inflammatoires, & qu'on pouvoit
non seulement la procurer alors
avec sûreté ; mais qu'on le devoit,
& même par préférence à la *révulsion*.

    Cette opinion de *Bellini* sur l'u-
tilité de la *dérivation* vers la fin des
inflammations, a esté communément suivie par la pluspart des
Médecins qui ont vécu depuis la
publication de son traité ; & *Bianchi* sçavant Professeur de la Faculté de Turin, qui a adopté ce sentiment, a publié depuis peu dans le
recüeil de ses Oeuvres une dissertation intitulée, *de impedimentis cir-
cuitus sanguinis in genere*, où il
tasche de l'appuyer par de nouvelles raisons.

PREFACE.

Tels sont les progrès que la Médecine a faits jusqu'icy sur le choix des différentes sortes de saignées. Mais ces progrès pourroient estre arrestez par l'Ouvrage * que *M. Hecquet* vient de donner au Public sous le titre d'*observations sur la saignée du pied*, où il combat tout ce qui paroissoit le plus establi en cette matiére.

L'importance de cette question, la diversité des opinions qui partagent les Médecins, le zéle pour la perfection de ma profession, m'ont engagé à ne rien négliger de tout ce qui pouvoit me faire connoistre exactement les regles qu'on doit suivre dans le choix des différentes saignées, pour tâcher d'éviter les incertitudes & les variations où la plusspart des Médecins ne tombent que trop souvent sur un point si essentiel dans la pratique.

PREFACE.

J'ay suivi dans cette recherche les principes que la connoissance de la circulation du sang & de la distribution des vaisseaux, & que les loix de l'*Hydrostatique* ont pû me fournir (matiéres sur lesquelles j'ay consulté *M. Winslow* & d'habiles Géométres.) C'est sur ces principes que j'ay déterminé la *révulsion* & la *dérivation* que chaque saignée doit opérer, & que j'ay fixé les differentes parties à l'égard desquelles elle doit les produire.

J'ay conclu de-là que la saignée du bras estoit toûjours *révulsive* à l'égard des parties inférieures qui reçoivent le sang du tronc de l'*Aorte* descendante; & qu'elle convenoit toûjours par conséquent dans l'inflammation ou dans les dispositions inflammatoires de ces parties; & que par les mêmes raisons aussi, la saignée du pied, qui estoit toûjours *révulsive* à l'égard des parties superieures, où le sang estoit porté par les rameaux supérieurs de l'*Aorte*, convenoit toûjours de même, quand ces parties estoient attaquées ou menacées d'inflammation.

Mais autant que la *révulsion* est utile dans les inflammations, autant la *dérivation* est-elle dangereuse dans les mêmes maladies, soit au commencement, soit à la fin C'est un point sur lequel j'ay esté obligé de combattre le sentiment de *Bellini* & de *Bianchi*, & de faire sentir le peu de fondement des raisons que ce dernier avoit apportées pour appuyer l'usage de la *dérivation* dans les inflammations, après avoir employé la *révulsion*.

Je suis entré dans un détail assez circonstancié des cas où la saignée du pied convient: plusieurs raisons m'y m'y ont déterminé. *Bellini* qui, comme nous l'avons dit, est celuy qui a le mieux traité de la saignée, n'a parlé de celle du pied que superficiellement. [a] Un Médecin Espagnol, [b] qui s'est assez estendu sur les utilitez de cette saignée, fonde toute sa dissertation sur des principes que la *mécanique* ne peut avoüer : il indique à peine quelqu'un des cas où elle convient ; tandis qu'il la recommande avec soin dans des occasions où la raison & l'expérience nous ont appris qu'elle ne doit pas estre employée. Enfin les préjugez vulgaires, fortifiez par la conduite de quelques Médecins célébres, qui semblent vouloir interdire l'usage de la saignée du pied, peuvent jetter dans des incertitudes dangereuses ; tout cela m'a fait voir la nécessité d'approfondir cette

[a] *Propos.* 6.

[b] *Gaspar Caldera de heredia*, de sanguinis missione ex talo.

PREFACE.

matiére. Plus je l'ay méditée sans perdre de vûë les observations que les accidents des maladies & les ouvertures des cadavres fournissent aux Médecins attentifs ; plus j'ay senti la force & la solidité des raisons qui doivent obliger à pratiquer ce remede dans la fiévre continuë ardente, dans la fiévre maligne, & sur tout dans la fiévre qui précede *l'éruption* de la petite vérole ; pour prévenir ou dissiper par des *révulsions* ménagées à propos, les transports au cerveau qui sont si dangereux & si ordinaires dans ces maladies.

Conformément à cette doctrine, j'ay condamné l'usage de la saignée du pied, toutes les fois qu'on devoit prévenir ou guérir des inflammations dans les *viscéres* du bas ventre ou dans les extrémitez inférieures : mais par les mêmes raisons aussi, j'ay blâmé la saignée du bras dans les maladies inflammatoires qui attaquent ou qui menacent le cerveau , ou les extrémitez supé-rieures.

En un mot la saignée *dérivative* ne doit estre mise en usage que quand il s'agit d'appeller une plus grande quantité de sang dans la partie d'où l'on saigne, & dans les parties voisi-nes qui reçoivent le sang du même tronc arteriel; & ce cas là ne se présente jamais (à ce que je crois) que dans les femmes, lorsqu'il est question de rappeller ou de main-tenir leurs évacuations naturelles trop paresseuses ou peu abondan-tes ; ou lorsqu'il s'agit de restablir un écoulement salutaire d'*hémor-roïdes* supprimées.

Il paroist que ces principes au-roient dû me conduire à condamner la saignée du col dans les embarras du cerveau ; parce qu'il semble que

cette saignée ne peut qu'estre *déri-*
vative dans ces cas, & que tout
son effet doit se réduire à augmenter l'engorgement des vaisseaux
du cerveau. Je sçay que ce raisonnement en a imposé à plusieurs
Médecins qui blâment hautement
cette saignée dans ces circonstances:
mais je me suis défié d'une conséquence qui m'engageoit à proscrire une saignée recommandée de
tout temps, pratiquée avec succès
par plusieurs célébres Praticiens
dont nous avons les observations,
& dont j'avois moy-même éprouvé les bons effets en plusieurs occasions.

Cette défiance estoit fondée.
Un examen plus sérieux & plus attentif m'a fait connoistre qu'on
pouvoit justifier la saignée du col,
& accorder les observations que
nous avons sur ses effets, avec la

saine *théorie*. Cette saignée est véritablement *dérivative* tant à l'égard du dedans qu'à l'égard du déhors de la teste, quand on l'employe trop tost, lorsque les vaisseaux sont encore trop pleins; & c'est dans ces circonstances qu'elle doit estre, & qu'elle est en effet nuisible : mais elle est utile lorsqu'on ne la met en usage qu'après avoir désempli les vaisseaux par plusieurs autres saignées réitérées; parce qu'alors elle n'est *dérivative* qu'à l'égard du déhors de la teste, & devient véritablement *révulsive* à l'égard du dedans, & que la *révulsion* qu'elle produit à l'égard de cette partie, est plus immédiate & plus efficace, ou du moins plus prompte que celle qu'on pourroit attendre de la saignée du pied, précisément dans les mêmes circonstances.

Par ce moyen je prouve qu'on

ê iij

doit conferver à la Médecine les trois différentes faignées ; celle du bras, celle du pied , & celle du col, dont elle eft reftée en poffeffion : & j'ay foin en même temps de diftinguer l'ufage qu'on doit faire de chacune d'elles dans la pratique ; de marquer les cas particuliers où elles conviennent ; & d'en fixer, pour ainfi dire, les droits *refpectifs*. C'eft la matiére de la premiére partie de cet Ouvrage.

J'aurois fouhaité de pouvoir m'en tenir là ; c'eft malgré moy que j'ay efté engagé à difcuter les raifons que *M. Hecquet* a propofées depuis peu contre l'ufage de la faignée du pied : mais la réputation de cet Auteur, connu par tant de fçavants Ouvrages, ne me permettoit pas de tenir une autre conduite ; & l'on auroit eu raifon de douter de la folidité des principes fur lefquels je me

PREFACE.

fonde, & de la sûreté de la pratique
de la saignée du pied que je recommande, si j'avois négligé de répondre à ses difficultez.

J'y ay donc répondu dans la seconde partie de cet Ouvrage ; &
j'ay deffendu mon sentiment avec
d'autant plus de force, que je con-
noissois tout le mérite, tout le sçavoir, toute la réputation de celuy
que j'avois à combattre. Mais comme le seul amour de la vérité m'a
fait parler, j'espére que je ne feray
pas sorti du ton qui luy convenoit :
j'ose même l'assûrer ; parce que je
n'ay eu besoin d'aucune attention
forcée pour témoigner beaucoup
d'estime, & même de respect pour
M. Hecquet. Dans cette même partie de l'Ouvrage, je me suis appliqué
aussi à éclaircir plusieurs points importants qui concernent la saignée :
& ce qui auroit pû paroistre hors

ē iiij

PREFACE.

d'œuvre dans la premiére partie, ou peu conforme à l'ordre que je m'y estois proposé, a pû estre employé assez naturellement dans cet endroit de mon Livre, où je résous les difficultez ; ce qui le doit rendre plus intéressant & plus utile, que s'il estoit purement *polémique*.

J'espére que ceux qui liront cet Ouvrage, seront convaincus que je ne l'ay composé qu'en vûë du bien public, & pour tascher de fixer la pratique de la Médecine sur un point important. Pourvû qu'on rende cette justice à mes intentions, on peut librement user du droit qu'on a de décider si j'ay esté assez heureux pour les remplir.

Approbation du Censeur Royal.

J'Ay lû par ordre de Monseigneur le Garde des Sceaux, le Manuscrit intitulé, *Traité de l'Usage des différentes sortes de Saignées, &c.* L'Auteur met ce point important dans la même évidence, qu'*Harvée* a mis celuy de la circulation; & il fait voir d'une maniére simple & démonstrative, par les loix que la nature suit dans l'un, celles qu'il faut suivre dans l'autre. Fait à Paris ce seize Fevrier mil sept cens vingt-sept. *Signé WINSLOW.*

Approbation de M.ʳˢ les Docteurs Regents de la Faculté de Médecine de Paris.

NOus soussignez Docteurs Regents de la Faculté de Médecine de Paris, & Commissaires nommez par ladite Faculté pour examiner un Livre qui a pour titre, *Traité de l'Usage des différentes sortes de Saignées, &c.* Certifions que nous n'avons rien vû depuis la découverte de la circulation du sang, où l'utilité de la saignée soit aussi bien développée. Nos anciens Maîtres avoient bien senti les différents effets que produisoient les saignées faites dans les différentes parties du corps ; ce qui les avoit obligez de distinguer les Saignées en *évacuatives*, en *révulsives*, & en *dérivatives*. Mais leur Doctrine sur cela estoit encore si obscure, qu'ils estoient souvent en dispute sur la pratique de ces différentes Saignées. L'ignorance où ils estoient de la circulation du sang, les tenoit dans l'incertitude, & leur cachoit la vraye cause des effets de ces Saignées : de manière qu'en les pratiquant ils n'estoient conduits que par une routine aveugle, fondée véritablement sur beaucoup d'expériences, mais nullement éclairée par la raison. Toutes leurs conjectures touchant les causes de ces effets, n'estant donc point appuyées sur la vérité, bien loin de les aider dans les cas difficiles où l'experience leur manquoit, ne contribuoient souvent qu'à les égarer.

Depuis qu'on a découvert la circulation du sang, on a bien entrevû les causes des différents effets des Saignées : mais personne ne les avoit encore examinées avec tant de soin & d'attention que l'Auteur de ce Livre, & personne ne les avoit développées avec autant de netteté. Il nous met par-là en estat d'agir plus sûrement dans l'usage de ce remède. Il nous léve tous les doutes que nous pouvions

avoir dans le choix des différentes Saignées;
& par - là il acheve d'éclaircir & de fixer
un des points les plus importants de la
pratique de Médecine.

Nous loüions d'ailleurs l'Auteur, de la
modération avec laquelle il répond aux objections qu'un fçavant Médecin a faites
contre la pratique qu'on fuit dans ce
Traité. Uniquement occupé de la recherche de la vérité dans la caufe qu'il def-
fend, il n'a cherché qu'à le convaincre
par la force & la clarté de fes raifonnements.
Nous jugeons donc que cet Ouvrage
mérite d'eftre avoüé par la Compagnie
& eft très digne d'eftre imprimé. A Paris
ce vingt-huit Octobre mil fept cens vingt-
fix. *Signé* GEOFFROY, CLUSCARD.

---

*Approbation de M.ᵣ le Doyen de
ladite Faculté.*

NOus fouffignez Doyen de la Faculté
de Médecine de Paris : Vû le rapport de Meffieurs Geoffroy & Clufcard
Docteurs Regens de ladite Faculté, Com-
mis par elle à l'examen du Livre intitulé
*Traité de l'Ufage des différentes fortes
de Saignées, &c.* declarons qu'elle confent

avec plaifir à l'impreffion d'un Livre qui
doit eftre auffi utile au public. Fait à
Paris ce trente Octobre mil fept cens
vingt-fix. *Signé ANDRY,* Doyen.

PRIVILEGE DU ROY.

LOUIS PAR LA GRACE DE DIEU, ROY
DE FRANCE ET DE NAVARRE: A nos
amez & feaux Confeillers les Gens tenans nos
Cours de Parlemens, Maîtres des Requeftes ordinaires de nôtre Hôtel, Grand Confeil, Prevoft de
Paris, Baillifs, Senefchaux, leurs Lieut. nans Ci-
vils, & autres nos Jufticiers qu'il appartiendra,
SALUT. Nôtre cher & bien amé le S.ʳ Jean-Bap-
tifte Silva Docteur Regent de la Faculté de Médecine de Paris, Médecin ordinaire de nôtre trés
cher Oncle le Duc de Bourbon Prince de nôtre
Sang, & nôtre Médecin Confultant, Nous ayant
fait remontrer qu'il fouhaiteroit faire imprimer &
donner au Public un *Traité de l'Ufage des différentes
fortes de Saignées,* s'il Nous plaifoit luy accorder
nos Lettres de Privilege fur ce neceffaires; offrant
pour cet effet de le faire imprimer en bon papier
& beaux caracteres, fuivant la feüille imprimée &
attachée pour modelle fous le Contre-fcel des prefentes. A CES CAUSES voulant traiter favorable-
ment ledit S.ʳ Expofant, Nous luy avons permis
& permettons par ces prefentes, de faire imprimer
ledit Livre cy-deffus fpécifié en un ou plufieurs
volumes, conjointement ou féparément & autant
de fois que bon luy femblera, fur papier & caracteres conformes à ladite feüille imprimée & attachée fous nôt edit Contre-fcel. & de le vendre, faire
vendre & débiter par tout nôtre Royaume, pendant le temps de douze années confécutives, à

compter du jour de la datte defdites prefentes. Fai-
fons deffenfes à toutes fortes de perfonnes de quelque qualité & condition qu'elles foient, d'en introduire d'impreffion eftrangére dans aucun lieu de
nôtre obéïffance; comme auffi à tous Libraires
Imprimeurs & autres, d'imprimer, faire imprimer,
vendre, faire vendre, débiter ni contrefaire ledit
Livre cy-deffus expofé en tout ni en partie, ni
d'en faire aucuns extraits fous quelque pretexte
que ce foit, d'augmentation, correction, changement de titre ou autrement, fans la permiffion
expreffe dudit S.r Expofant ou de ceux qui auront droit de luy, à peine de confifcation des
Exemplaires contrefaits, de Quinze cens livres
d'amende contre chacun des contrevenans, dont
un tiers à Nous, un tiers à l'Hôtel-Dieu de Paris,
l'autre tiers audit S.r Expofant, & de tous dépens,
dommages & interefts; à la charge que ces prefentes feront enregiftrées tout au long fur le Re-
giftre de la Communauté des Libraires & Imprimeurs de Paris, dans trois mois de la datte d'i-
celles; que l'impreffion de ce Livre fera faite dans
nôtre Royaume & non ailleurs; & que l'impe-
trant fe conformera en tout aux Reglemens de la
Librairie, & notamment à celuy du 10. Avril
1725. Et qu'avant que de l'expofer en vente, le
Manufcrit ou imprimé qui aura fervi de copie à
l'impreffion dudit Livre, fera remis dans le même
eftat où l'approbation y aura efté donnée, és mains
de nôtre trés cher & feal Chevalier Garde des
Sceaux de France le S.r Fleuriau d'Armenonville
Commandeur de nos ordres; & qu'il en fera enfuite remis deux Exemplaires dans nôtre Biblio-
théque publique, un dans celle de nôtre Château
du Louvre, & un dans celle de nôtredit trés cher
& feal Chevalier Garde des Sceaux de France le
S.r Fleuriau d'Armenonville Commandeur de nos
ordres; le tout à peine de nullité des prefentes.
Du contenu defquelles vous mandons & enjoignons

de faire joüir l'exposant ou ses ayans cause, pleinement & paisiblement, sans soutrir qu'il leur
soit fait aucun trouble ou empêchement. Voulons
que la copie desdites presentes qui sera imprimée
tout au long au commencement ou à la fin dudit
Livre, soit tenuë pour dûëment signifiée, & qu'aux
Copies collationnées par l'un de nos amez & feaux
Conseillers & Secretaires, foy soit ajoûtée comme à l'Original. Commandons au premier nôtre
Huissier ou Sergent de faire pour l'execution d'i-
celles, tous Actes requis & necessaires sans deman-
der autre permission, & nonobstant Clameur de
Haro, Charte Normande & Lettres à ce contraires; CAR TEL EST NOSTRE PLAISIR. Donné
à Paris le vingtiéme jour du mois de Fevrier, l'an
de grace mil sept cens vingt-sept, & de nôtre
Regne le douziéme. Par le Roy en son Conseil.
Signé SAINSON.

*Registré sur le Registre de la Chambre Royale & Syndicale
de la Librairie & Imprimerie de Paris, numero 646. fol. 319.
conformément au Reglement de 1723. qui fait deffenses Art.
IV. à toutes personnes de quelque qualité qu'elles soient, autres
que les Libraires & Imprimeurs, de vendre, débiter & faire
afficher aucuns Livres pour les vendre en leurs noms, soit qu'ils
s'en disent les Auteurs, ou autrement: & à la charge de fournir les Exemplaires prescrits par l'Article CVIII. du même Reglement. A Paris le seize May mil sept cens vingt-sept.
Signé BRUNET, Syndic.*

Je reconnois avoir cédé à M. Anisson Directeur
de l'Imprimerie Royale, le Privilége que j'ay ob-
tenu pour le Traité que j'ay composé de l'Usage
des différentes sortes de Saignées, suivant les con-
ventions faites entre nous. A Paris le vingt-sixiéme
Aoust mil sept cens vingt-sept. Signé SILVA.

*Registré sur le Registre VI. de la Communauté des Libraires
& Imprimeurs de Paris, page 560. conformément aux Reglemens, & notamment à l'Arrest du Conseil du 13. Aoust
1703. A Paris le seize Septembre mil sept cens vingt-sept.
Signé BRUNET, Syndic.*

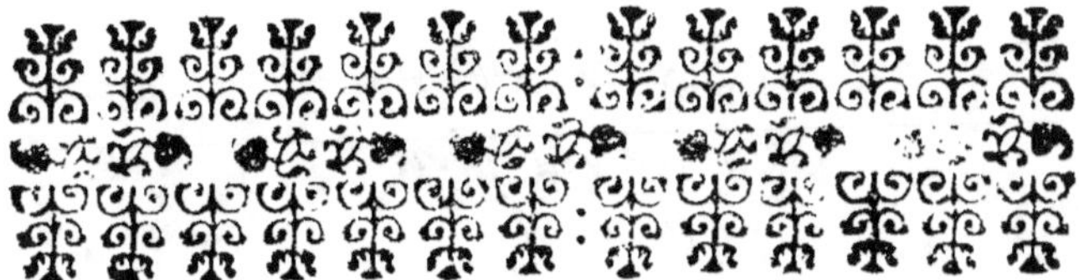

TABLE
DES
CHAPITRES
CONTENUS
DANS CE TRAITE.

PREMIE'RE PARTIE.

TRAITÉ

TRAITÉ

DE

L'USAGE

DES

DIFFERENTES SORTES

DE SAIGNE'ES.

PREMIERE PARTIE.

De l'Uſage des différentes ſortes
de Saignées, &c.

IL n'eſt point de reméde plus ſûr, ni
plus généralement recommandé que
la ſaignée; on s'en eſt ſervi avec ſuccés
dès les temps les plus reculez de la

Part. I.　　　　　　　　A

Médécine : on s'en sert aujourd'huy
aussi heureusement : & les experiences
de nos jours ne font que confirmer les
éloges que les Medecins de tous les
âges ont donnez à cette pratique.

Le seul avantage dont nous pouvons
nous glorifier, c'est de mieux connoître les causes d'où dépendent les bons
effets de la saignée, & de fixer par là,
d'une maniére plus certaine, les différents cas où les différentes saignées conviennent. Ces connoissances sont dûës
à la découverte de la circulation, qui
nous a instruits des mouvements que
le sang a naturellement dans le corps, &
de ceux dont il est susceptible à l'occasion des saignées.

Ce n'est pas qu'on n'ait connu de
tout temps assez exactement, l'*évacuation* de sang que la saignée produit; mais
on n'a pas connu de même la *dérivation* ni la *révulsion* qu'elle procure. Il paroît qu'on a regardé ces differents effets, comme appartenants à des saignées différentes; & c'est en cela qu'on

s'eſt trompé. Si l'on avoit connu quelles ſont les regles que le ſang garde en
ſe diſtribuant, on auroit évité cette erreur; parce qu'on auroit aiſément compris que l'*E'vacuation*, la *Dérivation* &
la *Révulſion*, quelque différentes qu'elles paroiſſent, appartiennent également à toutes les ſaignées.

1.º On tire du ſang dans toutes ſortes de ſaignées : on diminuë donc d'autant la quantité de celuy qui doit retourner des parties au cœur, & de celuy, par conſéquent, qui doit aller du
cœur dans les parties : par là les vaiſſeaux ſe trouvent vuidez & déchargez.
Il ſe fait donc une *E'vacuation* de ſang
dans toute eſpéce de ſaignée ; cette vérité eſt connuë de tout le monde.

2.º En vuidant le ſang par un endroit, on facilite vers cet endroit là même, le cours de celuy qui doit y aborder : par là le ſang y coule plus abondamment, ou pour parler en termes de
l'art, par là le ſang y eſt pouſſé, y eſt
dérivé en plus grande quantité. Il ſe fait

donc dans toute forte de faignée une *Dérivation* * de fang dans la partie où l'on faigne.

3.° A mefure qu'on détermine le fang par la faignée, à couler plus abondamment vers l'endroit où la veine eft ouverte, on diminuë d'autant la quantité qui en doit aller dans les parties oppofées. On détourne donc par là le fang ; on le rappelle des endroits où il devoit couler. Il fe fait donc dans chaque faignée une *Révulfion* de fang, des parties oppofées à celle où l'on pratique la faignée.

Ces différents effets ne font jamais féparez ; ils fe trouvent toûjours réünis dans chaque faignée ; il n'en eft aucune, qui ne foit à la fois *évacuative, dérivative, & révulfive :* mais ce n'eft que fous différents rapports, & à l'égard de différentes parties qu'elle l'eft. Comme

* On voit affez que nous n'attachons pas à ce terme la même fignification que les Anciens, qui n'entendoient par là que l'*Évacuation* qui fe faifoit, difoient-ils, de la partie même malade, par l'ouverture de la veine qui en revient. Nous ferons voir dans la fuite que cette prétenduë *Dérivation,* ou n'eft d'aucune utilité, ou qu'elle fe réduit à la *Révulfion.*

c'eſt de là que dépendent les bons ou les mauvais ſuccés, qu'on doit attendre ou qu'on doit craindre des ſaignées dans les différents cas; on ne ſçauroit eſtre trop inſtruit des cauſes & des effets de l'*évacuation*, de la *dérivation* & de la *révulſion* que la ſaignée produit.

C'eſt auſſi par là que nous commencerons. Nous expliquerons d'abord ces trois effets de la ſaignée : nous nous ſervirons enſuite des principes que nous aurons eſtablis, pour décider de l'utilité de la ſaignée du bras, de la ſaignée du pied & de la ſaignée du col, c'eſt-à-dire, des trois ſaignées qui ſont les ſeules qui ſoient préſentement en uſage : enfin nous développerons en détail les avantages de la ſaignée du pied dans les fiévres continuës, malignes, & ſur tout dans la petite vérole.

A iij

CHAPITRE PREMIER.

De l'évacuation de sang que la saignée produit, & des effets de cette évacuation.

IL se presente trois cas dans le cours de la circulation, pour le partage du sang qui doit passer du tronc d'une artére quelconque, dans les branches qui en naissent. 1.º Les résistances que le sang trouve à entrer & à avancer dans ces différentes branches, peuvent estre égales, les calibres de ces branches estant inégaux. 2.º Les calibres de ces différentes branches peuvent estre égaux, les résistances qui s'opposent au cours du sang dans ces branches, estant inégales. 3.º Enfin les calibres peuvent estre inégaux, & les résistances, inégales aussi. Ces trois différents cas doivent faire autant de variations différentes, dans la distribution du sang.

1.º Si les réſiſtances que le ſang
trouve à entrer dans les branches qui
naiſſent du tronc commun, ſont égales, & qu'il n'y ait d'inégalité que dans
les calibres de ces branches; le ſang qui
paſſera du tronc de l'artére dans ces
branches, devra s'y partager de telle
maniere, que les quantitez ou colomnes de ſang ſoient entr'elles en même
raiſon que les calibres des branches;
c'eſt-à-dire, que la colomne de ſang
devra eſtre double, triple, quadruple,
dans les branches dont le calibre ſera
double, triple, quadruple; & par conſéquent ſous-double, ſous-triple, ſous-
quadruple, dans l'autre branche dont
le calibre eſt ſous-double, ſous-triple,
ſous-quadruple.

La preuve de cette propoſition eſt
facile. Puiſque les réſiſtances ſont égales par la ſuppoſition, les vîteſſes avec
leſquelles ces colomnes avancent dans
les vaiſſeaux où elles ſont entrées,
doivent eſtre égales auſſi; l'inégalité
de ces colomnes ne peut donc eſtre

eftimée que par l'inégalité des calibres; * aufquels ces colomnes doivent, par conféquent, eftre proportionnées.

2.° Si les calibres des branches entre lefquelles le fang fe partage, font
égaux, & qu'il n'y ait que les réfiftances qui s'oppofent à l'entrée du fang,
qui foient inégales; dans ce cas les colomnes ou quantitez de fang qui cou-
leront dans ces branches, feront entre
elles en raifon réciproque des réfiftances; c'eft-à-dire, que la quantité de
fang fera double, triple, quadruple,
&c. dans la branche où la réfiftance
eft fous-double; fous-triple, fous-quadruple; & au contraire fous-double,
fous-triple, fous-quadruple dans la
branche où la réfiftance eft double,
triple, quadruple.

Cela fe prouve de la même maniére.
Comme les calibres font égaux par la
fuppofition, les colomnes de fang qui
entrent dans les branches qui naiffent

* J'entends par calibre, l'*Aire* circulaire d'un vaiffeau.

du tronc, doivent eſtre également groſſes : leur inégalité ne peut donc venir que de l'inégalité des viteſſes avec leſquelles le ſang avance dans ces différentes branches ; & c'eſt par là, ſeulement, qu'elle doit eſtre eſtimée. Mais les viteſſes que le ſang a dans ces différentes branches, ſont entre elles en raiſon réciproque des réſiſtances qui s'oppoſent au cours du ſang ; c'eſt-à-dire, que la viteſſe eſt double, triple, quadruple dans la branche où la réſiſtance eſt ſous-double, ſous-triple, ſous-quadruple, & qu'elle eſt au contraire ſous-double, ſous-triple, ſous-quadruple dans la branche où la réſiſtance eſt double, triple, quadruple. Il s'enſuit donc que les colomnes ou quantitez de ſang dans leſquelles le ſang ſe partage en ſe diſtribuant dans ces branches, ſont entre elles de même en raiſon réciproque des réſiſtances.

3.º Enfin ſi l'inégalité ſe trouve à la fois dans les calibres des branches, & dans les réſiſtances qui s'oppoſent au mouvement du sang, les colomnes ou quantitez de sang seront entre elles dans les différentes branches, en raison composée de la raison directe des calibres, & de la raison réciproque des résistances.

Cela s'infére évidemment des deux propositions précédentes : quand les résistances sont égales & les calibres inégaux, les colomnes de sang sont en raison directe des calibres : quand au contraire les calibres sont égaux & les résistances inégales, les colomnes sont en raison réciproque des résistances. Donc quand les résistances sont inégales & les calibres inégaux aussi, les colomnes doivent estre entre elles à la fois en raison composée de la raison directe des calibres, & de la raison réciproque des résistances.

Ces principes establis, il est aisé de juger de l'*évacuation* que la saignée doit produire, & de la maniére dont elle doit se distribuer.

Supposons qu'on tire 12 onces de

fang de quelqu'endroit du corps que ce foit, c'eft-à-dire, 288 fcrupules. Suppofons que cet écoulement foit uniforme, & qu'il dure 5 minutes, c'eft-à-dire, 300 fecondes : Quoyque dans cette fuppofition il ne s'écoule qu'un peu moins d'un *fcrupule* de fang à chaque feconde, ou ce qui revient à peu prés au même, à chaque battement du cœur, évaluons pourtant à un *fcrupule*, pour la facilité du calcul, la quantité de fang qui fort à chaque feconde, ou à chaque battement du cœur. Cette diminution entiere fe fera fentir fucceffivement dans l'*Oreillette* droite, dans le *Ventricule* droit, dans les *Poumons*, dans l'*Oreillette* gauche, dans le *Ventricule* gauche, & dans le tronc de l'*Aorte* où le fang paffe fans fe partager. Mais comme de là le fang doit fe diftribuer dans les branches fuperieures & dans la branche inférieure de cette artére, & fe diftribuer en raifon compofée de la raifon directe des calibres de ces branches, & de la raifon réciproque des réſiſtances, comme on vient de le prouver ; cette diminution ſe partagera auſſi entre ces différentes branches dans la même proportion. C'eſt dans la même proportion encore, qu'elle ſe communiquera de ces premiéres branches aux ſecondes, troiſiémes, quatriémes branches, &c. qui en naiſſent, & ainſi ſucceſſivement dans le même ordre juſqu'aux dernieres *ramifications capillaires*, qui participeront toutes à cette diminution, & qui y participeront d'une maniere proportionellement uniforme.

Ce que nous diſons de l'*évacuation* d'un *ſcrupule* de ſang, qui ſe fait dans la premiere ſeconde, doit s'entendre de même de l'*évacuation* pareille qui arrive à la ſeconde, à la troiſiéme, à la quatriéme ſeconde, &c. & ainſi ſucceſſivement juſqu'à la derniere ou à la 300.me Toutes ces évacuations ſe communiqueront uniformément de la même maniére à tous les rameaux *capillaires* répandus dans t   la ſubſtance du corps, lesquels se trouveront tous également vuidez par proportion.

Il suit de là. 1.º Que l'*évacuation* particuliere que produit la saignée dans chaque vaisseau, ou dans chaque partie du corps, doit estre à la quantité de sang qui estoit auparavant contenuë dans ce vaisseau ou dans cette partie, comme l'*évacuation* totale ou la quantité de sang qu'on a tirée, est à la masse totale du sang; c'est-à-dire, qu'en vuidant par la saignée la 2 4.ᵉ ou la 3 0.ᵉ partie du sang qui est contenu dans le corps, on vuide aussi dans la même proportion la 2 4.ᵉ ou 3 0.ᵉ partie du sang qui se trouve dans chaque vaisseau, & dans chaque partie. C'est une suite évidente de l'uniformité avec laquelle nous venons de prouver que l'*évacuation* se partage entre tous les vaisseaux du corps : par là les *évacuations* particulieres doivent estre toûjours proportionnées à l'*évacuation* totale.

2.º Que l'*évacuation* de sang, que fait

la faignée, doit produire un effet permanent dans les vaiſſeaux; lequel du-
rera juſqu'à ce que la quantité de ſang
qu'on tire, ſoit réparée par la nourritu-
re, & que chaque vaiſſeau ſe trouve de
nouveau ſurchargé d'autant de ſang
qu'on en a vuidé.

3.° Que l'*évacuation* doit eſtre la
même, & ſe communiquer à toutes
les parties dans la même proportion,
de quelque maniere que le ſang ſorte,
vîte ou lentement, par une grande ou
par une petite ouverture, par l'inci-
ſion d'une veine, par l'application des
ventouſes, ou par la ſuction des *ſangſuës;*
ſuppoſé pourtant qu'on tire la même
quantité de ſang.

Nous venons de prouver que la diminution que ſouffre le ſang qui eſt
dans chaque vaiſſeau & dans chaque
partie du corps, eſt proportionnée à
celle qui arrive à la maſſe totale; c'eſt-
à-dire, qu'elle eſt dans chaque vaiſſeau
d'une 3 0.ᵉ partie du ſang qui y eſtoit,
quand l'*évacuation* totale eſt d'une 3 0.ᵉ

partie de la maſſe totale qui eſtoit dans le corps. Or par la ſuppoſition, l'*évacuation* totale de la maſſe du ſang eſt la même dans chacun de ces cas; donc l'*évacuation* particuliere qui arrivera à chaque vaiſſeau, doit eſtre auſſi la même.

4.º Que la ſeule différence qu'il peut y avoir dans ces différents cas, c'eſt que comme l'*évacuation* totale eſt faite pluſtoſt ou plus tard, ſuivant que le ſang ſort plus viſte ou plus lentement, par une grande ou par une petite ouverture, il faut auſſi que les *évacuations* particuliéres, qui ſont toûjours proportionnées à l'*évacuation* totale, ſoient de même conſommées pluſtoſt ou plus tard.

5.º Que toutes les parties du corps doivent également participer à l'*évacuation* de la ſaignée, ſoit qu'on la pratique dans les parties ſupérieures, ou qu'on la faſſe dans les inférieures; pourvû qu'on tire la même quantité de ſang.

Les veines de toutes les parties du corps où l'on peut saigner, aboutissent toutes également à l'*Oreillette* droite, parce qu'elles sont toutes des *ramifications* de la Veine *Cave*. L'*Évacuation* donc que la saignée fera dans la veine piquée, à chaque seconde, se communiquera de la même maniere à l'*Oreillette* droite, au *Ventricule* droit, aux *Poumons*, à l'*Oreillette* gauche, au *Ventricule* gauche, & au tronc de l'*Aorte* : & de là se partagera entre toutes les parties selon les mêmes regles, telles que nous les avons exposées, en quelque endroit qu'on fasse la saignée ; pourvû qu'on tire la même quantité de sang.

6.° Que toute la différence qu'il peut y avoir en cela par rapport au lieu de la saignée, se réduit à ce que l'*évacuation* qu'elle produit dans la partie, commence à se communiquer plustost au *Cœur* & de là aux autres parties, quand on saigne à une veine qui est plus prés du *Cœur*, & plus tard, quand

on

on saigne à une veine qui en est plus éloignée; parce que la diminution que le sang commence à souffrir dans la partie, doit employer plus ou moins de temps à se transmettre au cœur, suivant que la distance de cette partie au cœur, est plus ou moins grande. Mais aussi par la même raison, le progrès de l'*évacuation* continuëra plus long-temps à se transmettre au cœur, & de là à toutes les parties, après la saignée finie, quand cette saignée aura esté faite dans une veine loin du cœur, que quand elle aura esté faite dans une veine qui en sera plus près.

Il est facile, sur ce que nous venons de dire, de comprendre quels sont les effets qu'on doit attendre de l'*évacuation* de sang, que la saignée produit.

1.° Puisque cette *évacuation* se communique à tous les vaisseaux sanguins, d'une manière égale, uniforme, proportionnée à la quantité de sang qu'on a tirée, tous les vaisseaux doivent estre également déchargez du sang qui y

regorgeoit : Il faut donc que la chaleur, la rougeur, la tension, le gonflement, l'appesantissement de toutes
les parties, qui ne viennent que de l'a-
bondance du sang, diminuent à proportion, & que le Poux devienne, par
la même raison, plus doux & plus
souple.

2.° Puisque les vaisseaux sont vuidez d'une partie du sang qui les gonfloit outre mesure, le ressort de leurs
tuniques, moins contre-balancé, en aura
plus de liberté pour agir & pour se
resserrer : Les contractions des vaisseaux en seront donc à proportion
plus libres & plus grandes, & le Poux
en deviendra plus grand & plus développé.

3.° Puisque les contractions des
vaisseaux sont plus libres & plus grandes, elles hâteront plus efficacement
le cours de la circulation : Le sang
d'ailleurs obéïra alors plus facilement
à cette impulsion ; parce qu'estant
moins pressé dans les vaisseaux, les

frottements, * qu'il souffrira contre leurs *parois* interieures, en feront d'autant moindres. La circulation du fang en fera donc plus prompte, & le Poux en deviendra plus fréquent, mais en même temps plus égal.

4.º Puifque les contractions des vaiffeaux font plus grandes, l'action de leurs *tuniques* fur le fang en fera plus forte; puifque la circulation eft plus prompte, l'action des vaiffeaux fur le fang en fera plus fréquente; puifque la quantité de fang qui eft dans les vaiffeaux, eft diminuée, l'action des vaiffeaux fur le fang en fera plus efficace. Par ces trois caufes réünies, le fang fera mieux broyé, attenué, & par conféquent plus *homogéne* dans toute fa fubftance : par là les parties eftrangeres, qui pourroient s'y trouver, feront plus divifées & mieux confonduës : par là enfin les remédes *altérants* feront plus

---

* Les frottements diminuént à proportion de la diminution de la preffion.
Memoires de l'Academie, année 1 6 9 9. page 1 0 4. de *l'Hiftoire,* page 2 0 8. des *Memoires* . . . .

intimement unis avec les parties in-
fenfibles du fang, & y porteront leurs
impreffions d'une maniére plus fûre &
plus efficace.

5.° Puifque la circulation eft plus
prompte, le fang s'offrira plus fouvent
aux *couloirs;* Puifque les vaiffeaux de
fang font moins pleins, les *couloirs* feront moins comprimez & plus libres;
puifque le fang y eft plus attenué &
plus divifé, les parties *hétérogenes* dont
il eft chargé, s'en fépareront plus facilement. Le concours de ces différentes
caufes doit rendre les *fécrétions* plus libres, plus faciles, plus abondantes. Par
ce moyen les efprits animaux fe fépareront plus abondamment dans le *cerveau;* ce qui rendra les mouvements
plus aifez & les *fenfations* plus vives:
par ce moyen le fang fe dépurera plus
facilement des parties étrangeres, dont
il fe trouve furchargé : par ce moyen
enfin, les remedes *évacuants* agiront
plus heureufement & plus efficacement, par quelque voye que ce foit

qu'ils doivent agir, par les urines, par les selles, par les sueurs, par la salivation, &c.

Il résulte de là que *l'évacuation* que la saignée procure généralement dans tous les vaisseaux du corps, produit des effets très avantageux, quand elle est employée à propos. Elle dégonfle & détend toutes les parties; elle excite & ranime l'action des solides; elle regle & facilite le cours des liquides; elle subtilise le sang; elle en augmente la division & *l'attrition*; elle rend les *sécrétions* plus libres, plus abondantes, & procure par là la dépuration du sang; elle favorise, elle aide l'action des remedes; en un mot elle remédie à la pluspart des dérangements de la circulation; elle prévient les embarras, les déposts, les *inflammations* dont les parties font menacées; & si ces *inflammations* font déja formées, elle contribuë à en procurer une *résolution* prompte & heureuse.

❧

B iij

CHAPITRE II.

De la dérivation *que la* ſaignée attire, & *des effets de cette* dérivation.

COMME la ſaignée fournit au ſang, par l'ouverture de la veine, une voye plus courte & plus facile que celle qu'il avoit auparavant ; le cours du ſang doit en devenir plus prompt dans la veine piquée. Il eſt évident d'ailleurs que la ſaignée diminuë la quantité de ſang qui eſt contenuë dans la veine qu'on ouvre ; que par là le ſang s'y trouve moins preſſé qu'il n'étoit auparavant ; que les frottemens qu'il ſouffre contre l'intérieur de ce vaiſſeau, en deviennent moindres ; & que ſa vîteſſe, par conſéquent, en eſt d'autant plus augmentée. On peut donc regarder comme un fait certain, que pendant la ſaignée, le cours du ſang eſt acceleré dans la veine piquée.

Mais la vîteſſe du ſang ne peut point

augmenter dans la veine où l'on faigne, qu'elle n'augmente à proportion dans toutes les artéres capillaires, qui aboutiſſent à ſes rameaux, & dans l'artére même d'où naiſſent toutes ces artéres capillaires ; parce qu'à meſure que le ſang de la veine avance plus vîte , & réſiſte moins, par conſéquent, au cours de celuy qui ſuit , il faut que la vîteſſe du ſang qui vient-après, augmente dans-la même proportion.

Il faut par la même raiſon que cette augmentation de vîteſſe ſe faſſe ſentir dans toute la longueur du canal ou tronc artériel, qui s'étend depuis le cœur juſqu'à l'artére qui répond à la veine piquée ; parce qu'à meſure que le ſang avance plus vîte dans cette artére, la colomne qui ſuit depuis le cœur, doit avancer plus vîte auſſi.

Il eſt vray que cette augmentation de vîteſſe ne doit pas eſtre égale dans toute la longueur du canal artériel, qui va du cœur juſqu'à l'artére, dont les extrémitez capillaires répondent aux

Part. I.   B iiij

origines capillaires de la veine qu'on a
ouverte : il est visible qu'elle doit être
plus grande dans cette artére particuliere, que par tout ailleurs ; parce que
tous ses rameaux communiquant avec
de pareils rameaux de la veine piquée,
tout le sang qui est contenu dans cette
artére, doit participer en plein à l'augmentation de vîtesse que le sang acquiert
dans cette veine ; mais l'augmentation de vîtesse doit estre plus petite dans
le reste du tronc artériel jusqu'au cœur,
& d'autant plus petite, que l'endroit de
ce tronc artériel est moins éloigné du
cœur ; parce que les calibres des différents endroits de ce tronc se trouvant
plus gros, à proportion qu'ils sont plus
proches du cœur, la vîtesse nouvelle
que la saignée produit, y est répartie sur
une plus grosse colomne de sang, &
doit par conséquent y estre d'autant
moins considérable. Ainsi la vîtesse que
la saignée communique au sang, dans
toute la longueur du canal artériel, depuis le cœur jusqu'à la partie où se fait

la saignée, est d'autant moins grande le long de ce canal, que le calibre de ce canal est plus large; ou, ce qui revient absolument au même, que l'endroit de ce canal où on l'examine, est plus près du cœur.

Mais cette accélération dans le cours du sang, que la saignée produit dans le canal artériel qui s'étend depuis le cœur jusqu'à la partie où l'on saigne, quoyqu'elle ne soit pas uniforme partout, suffit pourtant pour déterminer une plus grande quantité de sang dans ce même canal. Nous avons prouvé que les quantitez de sang qui coulent dans les artéres, doivent estre en raison composée de la raison directe des calibres de ces artéres, & de la raison réciproque des résistances qui s'opposent à l'entrée du sang. Il suit de-là que les calibres des artéres restant les mêmes, les quantitez de sang qui coulent dans ces artéres, doivent nécessairement varier suivant que les résistances que le sang trouve à y entrer, varient elles-mêmes; c'est-à-dire, que le sang

doit couler en moindre quantité dans
une artére, si la résistance qu'il y trouve, est devenuë plus grande, & en plus
grande quantité, au contraire, si la résistance est devenuë plus petite. Nous
sommes précisément dans ce dernier
cas ; nous venons de montrer que la
saignée augmente la vîtesse du sang
dans le canal artériel, qui s'étend depuis le cœur, jusqu'à la partie où l'on
saigne : il est évident qu'à mesure que
la vîtesse du sang qui y coule, augmente, la résistance y diminuë ; parce que
le sang qui va devant, résiste d'autant
moins à celuy qui le suit, qu'il se meut
luy-même plus vîte. La saignée diminuë donc la résistance que le sang
trouve le long du canal artériel, qui
aboutit à la partie saignée ; elle détermine donc par là une plus grande quantité de sang à couler dans ce canal. C'est
en cela que consiste la *dérivation* de
sang que la saignée produit , qu'elle
produit inévitablement, & qu'elle produit par conséquent toujours, en quelque endroit du corps qu'on la pratique.

Les propriétez de cette *dérivation*, font en grand nombre ; mais il n'est pas difficile de les déduire de ce que nous venons de dire.

1.º La *dérivation* fera plus ou moins grande, fuivant qu'on tirera plus ou moins de fang par la faignée, fuppofé que les maffes de fang foient d'ailleurs égales.

La grandeur de la *dérivation* dépend de deux caufes. 1.º De la quantité de fang plus ou moins grande, qui doit fe partager entre le canal artériel qui va du cœur à la partie faignée, & entre le canal oppofé. 2.º De la facilité plus ou moins grande, que le fang trouve à entrer dans le canal artériel, où fe fait la *dérivation*. Mais en fuppofant que les maffes de fang foient égales, on fuppofe en même-temps que les quantitez de fang, qui doivent fe partager entre les differents canaux, le font auffi ; parce que l'uniformité de la circulation, fait que le fang fe diftribuë proportionnellement dans toutes les parties.

La grandeur de la *dérivation* doit donc, dans cette supposition, dépendre uniquement du plus ou du moins de facilité que le sang trouve à couler dans le canal artériel, qui aboutit du cœur à la partie saignée : or cette facilité est toujours proportionnée à la quantité de sang, qu'on tire par la saignée : il s'ensuit donc, que quand les masses du sang sont égales, les *dérivations* que les saignées produisent, sont entre elles dans la même raison, que les différentes quantitez de sang qu'on vuide par les saignées.

Supposons, par exemple, que dans l'estat ordinaire, le sang qui coule dans le canal artériel qui répond à la veine qu'on doit saigner, soit à celuy qui coule dans la branche opposée, comme 4 est à 4. Supposons que la saignée

* Nous supposons icy que [illegible] et des membranes des [illegible] vaisseaux demeure [illegible] la même ; que [illegible] qui y [illegible] le sang [illegible] sur [illegible] de la [illegible] que [illegible] opposées qui sortent d'un tronc commun, décrivent des lignes [illegible], & [illegible] par conséquent les mêmes an[illegible]. Et en ce [illegible] [illegible] [illegible] [illegible] [illegible] [illegible] toutes ces [illegible]

augmente d'un degré la facilité qu'a le
fang à entrer dans l'artére qui répond
à la veine piquée ; il eft évident que fi
la quantité de fang refte la même, le
fang qui coulera alors dans cette artére, fera au fang qui coulera alors dans
la veine oppofée, comme 5 à 3. Ainfi
la *dérivation* fera égale à un $\frac{1}{8}$. Si l'on
fuppofe que la faignée foit double, ou
qu'elle augmente de deux degrez, la
facilité qu'a le fang à entrer dans l'artére qui répond à la veine qu'on ouvre ;
alors la quantité de fang qui y coulera,
fera à celle qui coulera dans l'autre artére, comme 6 à 2. & par conféquent
la *dérivation* fera alors de $\frac{2}{8}$, ou double
de la précédente. Par le même calcul,

parfaite égalité, il n'y auroit
jamais une compenfation, &
il feroit toujours certain que le
fang fe porteroit plus du côté
où l'on diminuë la réfiftance,
que de l'autre ; mais cela ne
feroit pas dans la proportion
marquée. Au refte, pour fixer
l'efprit du Lecteur, nous en
avons donné un exemple, &
nous avons fuppofé quatre degrez de réfiftance dans chacun
des vaiffeaux oppofez; ce nombre eft arbitraire, & nôtre rai-

fonnement demeureroit effen-
tiellement le même , quand
nous comparerions 1 2 à 1 2.
1 0 0. à 1 0 0, &c. Nous n'a-
vons prétendu autre chofe en
déterminant les degrez de réfiftance, & les quantitez différentes de fang qui entrent
pendant la faignée dans des
tuyaux dont la direction eft
contraire, que d'épargner de
l'attention à nos Lecteurs, &
d'en eftre mieux & pluftoft
entendus.

elle fera triple, ou de $\frac{3}{8}$, fi la faignée
eft triple, ou qu'elle augmente de trois
degrez la facilité que le fang trouve à
entrer dans l'artére qui répond à la
partie faignée. Il eft donc évident que
les maffes de fang eftant égales, les
fommes des *dérivations* doivent fuivre
entre elles la proportion qu'il y a entre
les faignées.

2.º La *dérivation* fera plus ou moins
grande, fuivant qu'il y aura plus ou
moins de fang dans le corps, les faignées eftant fuppofées égales.

Nous venons de dire que la grandeur de la *dérivation* dépend de deux
caufes. 1.º Du plus ou du moins de
fang, qui doit fe partager entre le canal
artériel où fe fait la *dérivation*, & le canal oppofé. 2.º Du plus ou du moins
de facilité, que le fang trouve à couler
par le canal artériel où la faignée l'attire : mais comme cette facilité eft toujours proportionnée à la grandeur de
la faignée, nous devons fuppofer qu'elle eft la même dans les cas prefents ;

puisque nous supposons que les saignées font égales. La grandeur des *dérivations* ne peut donc estre estimée alors, que par la quantité de sang qui doit, à chaque battement du cœur, se partager entre le canal artériel où se fait la *dérivation*, & le canal opposé : or l'ordre naturel de la circulation, qui distribuë le sang uniformément dans toutes les parties, fait que cette quantité de sang augmente ou diminuë dans la même proportion, que le volume total du sang qui est dans le corps. Il s'ensuit donc qu'en supposant les saignées égales, les *dérivations* qu'elles causent dans les différentes occasions, doivent garder entre elles la même proportion qu'il y a entre les quantitez de sang qui sont dans le corps.

Supposons, par exemple, que dans l'ordre ordinaire le sang qui doit se partager entre deux artéres opposées, se partage de telle maniere, que la quantité qui en passe dans le canal artériel, qui est continu à la veine piquée, soit

CHAPITRE II.

à la quantité qui en va dans le canal oppolé, comme 4 eſt à 4. Suppoſons que la ſaignée, étant égale, augmente également, c'eſt-à-dire, d'un degré dans tous les cas, la facilité qu'a le ſang d'entrer dans le canal qui répond à la veine ouverte, & qu'ainſi la quantité qui coule alors dans ce canal, ſoit à la quantité qui coule dans le canal oppo-ſé, comme 5 eſt à 3. Il ſuit de là que la *dérivation* ſera également dans tous les cas, d'un $\frac{1}{8}$ de la quantité du ſang qui ſe préſentera pour eſtre partagée entre ces deux canaux. Ainſi, plus cette quantité de ſang ſera grande, c'eſt-à-dire, plus il y aura de ſang dans le corps, plus auſſi le $\frac{1}{8}$ de la *dérivation* ſera grand ; plus au contraire, cette quantité ſera petite, c'eſt-à-dire, moins il y aura de ſang dans le corps, plus auſſi le $\frac{1}{8}$ de la *dérivation* ſera petit. En un mot, dans la ſuppoſition de l'égali-té des ſaignées, la grandeur des *déri-vations* ſera toujours proportionnée aux différentes quantitez de ſang qu'il y au-ra dans le corps. 3.°

3.º La *dérivation* doit eftre très-gran-de, lorfque la faignée eft grande, & qu’on la fait fur une perfonne qui a beaucoup de fang ; parce qu’alors les deux caufes d’où dépend la grandeur de la *dérivation*, concourent enfemble. Elle doit eftre au contraire très-petite, quand on fait une petite faignée, & qu’on la fait fur une perfonne qui n’a que peu de fang ; & cela par la même raifon, parce que les deux caufes de la petiteffe de la *dérivation* fe trouvent alors réunies.

4.º La *dérivation* fera plus prompte ou plus lente, fuivant que le fang forti-ra plus vîte ou plus lentement, d’une plus groffe ou d’une plus petite vei-ne, par une ouverture plus ou moins grande.

La promptitude de la *dérivation* doit répondre au degré de vîteffe, que la faignée procure au fang qui eft conte-nu dans le canal artériel depuis le cœur jufqu’à la partie : Or la faignée procure à ce fang un degré de vîteffe plus grand ou plus petit, à proportion que l'écoulement du sang qui sort par la saignée, est plus prompt ou plus lent. Donc la promptitude de la *dérivation* doit estre plus ou moins grande, suivant que le sang sort plus ou moins vîte, d'une veine plus ou moins grosse, par une ouverture plus ou moins grande.

5.° La *dérivation* sera également grande, de quelque maniere que les saignées soient faites, par une grande ou par une petite ouverture, & de quelque maniere que le sang coule, vîte ou lentement; pourvû que ces saignées soient d'ailleurs égales, & que le volume du sang des personnes sur qui on les fait, soit égal aussi.

La grandeur de la *dérivation* ne dépend, comme nous l'avons déja souvent dit, que de deux causes. 1.° De la quantité de sang qui se présente à chaque battement du cœur, pour se distribuer entre le canal artériel qui répond à la veine d'où l'on tire du sang, & le canal oppofé. 2.º De la facilité que la faignée donne au fang pour entrer dans le canal artériel où la *dérivation* doit fe faire. Mais par la fuppofition, la quantité de fang qui fe préfente à chaque battement du cœur pour fe partager, eft la même ; puifque les quantitez de fang qu'il y a dans tout le corps, font égales. La facilité que la faignée procure au fang pour entrer dans le canal ou la *dérivation* doit fe faire, eft la même auffi; puifque les faignées font égales de même. Il s'enfuit donc que dans ces circonftances la *dérivation* doit eftre parfaitement égale ; fans que la différence de la vîteffe avec laquelle le fang s'écoule, puiffe y apporter le moindre changement.

6.º La *dérivation* commence toujours dès le premier inftant de la faignée; parce que la *dérivation* dépend de l'augmentation qui furvient à la vîteffe du cours du fang, dans le canal artériel qui va du cœur jufqu'à la partie où l'on fait la faignée; & que cette augmentation commence dès le premier instant de la saignée.

7.° La *dérivation* va en croissant, à mesure que la saignée avance ; parce qu'à mesure que la saignée est plus avancée, les vaisseaux de la partie sont plus désemplis, & le sang a plus de liberté à s'y mouvoir. Ainsi les résistances qu'il peut opposer à l'entrée du nouveau sang, se trouvant par là toujours moindres, la *dérivation* qui s'y fait, doit aller toujours en augmentant : d'où il s'ensuit qu'à la fin de la saignée, elle sera plus grande que dans tout autre instant.

8.° La *dérivation* diminuë bientost après que la saignée est finie ; parce que les vaisseaux de la partie saignée commencent à se remplir : & elle cesse entiérement, dès qu'ils sont une fois aussi pleins que ceux du reste du corps, & que la résistance qu'ils offrent à l'entrée du sang, se trouve par là égale à celle que les autres vaisseaux y opposent. Alors la *dérivation* estant anéantie,

la partie où l'on a fait la saignée, commence à se sentir de l'*évacuation* que la
saignée a procurée, de la même maniere que les autres parties, & dans la
même proportion, suivant les regles
que nous avons establies dans le chapitre précédent.

9.° La *dérivation* est plus grande
dans l'artére qui répond à la veine ouverte, que dans toute autre artére ; parce que, comme nous l'avons prouvé,
la vîtesse augmente plus pendant la saignée dans cette artére, que dans aucune
autre ; & que le sang doit, par conséquent, y couler plus abondamment.

10.° La *dérivation* doit estre non
seulement moindre dans les artéres
collatérales, qui partent du tronc du
canal artériel qui aboutit du cœur à la
partie saignée, que dans l'artére qui est
à l'extrémité de ce tronc ou canal artériel, & qui répond immédiatement à
la veine piquée : mais elle doit estre
inégale dans ces différentes branches ;
plus grande à proportion que les

Part I.   C iij

artéres collatérales font plus près de
l'artére qui répond à la veine piquée,
& plus petite à proportion qu'elles en
font plus éloignées, & qu'elles s'ap-
prochent davantage du cœur.

La *dérivation* qui fe communique
aux différentes artéres collatérales qui
naiffent du tronc ou canal artériel,
dans lequel fe fait la premiere *dérivation*, doit eftre proportionnée au degré
de vîteffe que le fang acquiert par la faignée dans les endroits de ce canal, d'où
ces artéres collatérales prennent naiffance : mais nous avons prouvé que le
fang acquiert par la faignée dans les
différents endroits de ce canal, d'autant
moins de vîteffe, que ces endroits font
plus éloignez de la partie où l'on faigne, & plus près du cœur. Il faut donc
auffi que la *dérivation* latérale qui fe fait
dans les artéres qui naiffent de ce canal, foit de même d'autant plus petite, que ces artéres feront plus éloignées de la partie où l'on fait la faignée, ou, ce qui revient au même,

qu'elles feront moins éloignées du cœur.

11.° Comme l'*évacuation* que la faignée caufe, eft par elle-même égale & uniforme dans tous les vaiffeaux du corps, & que la *dérivation* qu'elle attire fur certains vaiffeaux particuliers, eft inégale fuivant la fituation & l'origine des rameaux ; la combinaifon de ces deux caufes donne lieu à plufieurs variations. Il doit y avoir des vaiffeaux où la *dérivation* eft plus grande que l'*évacuation* ; & qui, par conféquent, reçoivent pendant la faignée plus de fang qu'ils n'en recevoient auparavant. Il doit y en avoir d'autres où la *dérivation* eft égale à l'*évacuation*, & qui fe trouvent, par conféquent pendant la faignée, dans le même eftat où ils eftoient auparavant. Il peut enfin y en avoir d'autres, où la *dérivation* eft moindre que l'*évacuation* ; & qui, par conféquent, doivent fe reffentir même pendant la faignée, de l'*évacuation* qu'elle caufe, mais moins qu'ils ne feroient

C iiij

s'ils n'estoient exposez à aucune *déri-*
vation.

Ce seroit se tromper que de s'attendre à beaucoup de bons effets de la
dérivation : on a plûtost sujet d'en craindre de mauvais. Elle attire, elle précipite le sang sur la partie où elle se fait ;
elle remplit & surcharge les vaisseaux
qui s'y trouvent ; & on risque par là d'y
faire des engorgements fâcheux. Aussi
les Médécins sages, ont-ils soin de l'é-
viter à l'égard des parties gorgées, *ob-*
struées, tenduës, menacées d'inflammation, enflammées, &c. où la circulation se trouve déja gênée, & où
un surcroit de sang qui y aborderoit
tout à coup, détermineroit ou augmenteroit l'embarras. Quand ils ordonnent la saignée, ils ne l'ordonnent
jamais que dans des endroits convena-
bles suivant l'éxigence des cas, pour
que la *dérivation* qu'elle doit nécessairement produire, se fasse sur des parties saines, & dont les vaisseaux soient
libres, où elle ne puisse produire, par

conféquent, aucun mauvais effet.

Le feul bon effet que la *dérivation* puiffe avoir, c'eft de provoquer ou de rappeller dans les perfonnes du fexe, les *regles* arreftées, retardées, ou rallenties, &c. La faignée du pied réuffit heureufement dans ces circonftances, pourvû qu'il n'y ait aucune marque d'inflammation ni d'engorgement dans la partie d'où l'écoulement doit fe faire : & c'eft par la *dérivation* qu'elle réuffit. Comme elle appelle le fang abondamment dans le canal artériel, qui s'étend depuis le cœur jufqu'à l'extrémité du pied où l'on faigne, & qui eft formé par la continuité de l'*Aorte* defcendante, de l'*Iliaque* du cofté de la faignée, de la *Crurale* du même cofté, & de la *Tibiale* qui répond à la veine qu'on pique; une partie du fang qui fe précipite dans ce canal, fe détourne dans les artéres *Utérines* qui en naiffent latéralement ; & ce plus grand abord de fang, en dilatant les vaiffeaux, force les iffues que la nature a deftinées pour cet écoulement.

Il ne reste qu'une difficulté sur la maniere d'expliquer cet effet, qu'il est facile de résoudre. Il semble que le sang qui est attiré dans le canal artériel qui va en droite ligne du cœur jusqu'au pied, doive s'écouler en entier par l'ouverture de la veine piquée, & s'écouler aussi vîte qu'il est entré ; & qu'ainsi, quelque réelle que soit la *dérivation* dans le canal direct, les artéres *Utérines* qui en naissent latéralement, ne peuvent point s'en ressentir.

Mais 1.º il n'est pas sûr que l'écoulement de la saignée soit égal à la *dérivation* qu'elle attire, même dans le commencement de la saignée où la *dérivation* est moindre ; cela est encore moins sûr à l'égard de la fin. Au contraire, comme l'impétuosité de la *dérivation* se trouve alors beaucoup accruë, il est apparent que l'ouverture de la saignée ne suffit pas pour vuider le sang qui coule de surcroit dans la branche inférieure de l'*Aorte;* ce qui fait qu'une partie doit estre forcée de se

détourner dans les artéres collatérales, & par conséquent dans les artéres
Utérines.

2.° Quand même on accorderoit
cette suppofition, il fuffit que la vîteffe
du fang foit augmentée dans le canal
artériel qui va en droite ligne du cœur
jufqu'au pied, comme elle l'eft incon-
teftablement dans la faignée du pied,
pour eftre en droit d'en conclure,
qu'il fe fait une *dérivation* réelle dans
les artéres latérales qui naiffent de ce
canal : En effet, la vîteffe du fang ne
peut point augmenter dans ce canal,
d'où les artéres latérales prennent naiffance, qu'elle n'augmente auffi dans
ces artéres, ce qui fuffit pour y produire une *dérivation* confidérable; puif-
qu'il eft vifible que leurs calibres demeurant les mêmes, la quantité de
fang qui y coulera, doit fuivre l'augmentation de la vîteffe avec laquelle
il y coule.

3.° Du moins eft-il certain qu'il
fe fait une *dérivation* dans ces artéres

latérales, à la fin de la faignée, quand on ferme la veine : comme le fang qui continuë de defcendre avec rapidité, ne trouve plus alors la même facilité pour avancer en ligne droite ; il eft forcé de fe réfléchir tout entier dans les artéres latérales, & de les remplir tout d'un coup. C'eft à ce gonflement fubit, & aux fecouffes qu'il fait fur l'extrémité des artéres *Utérines*, qu'on doit peut-eftre attribuer les bons fuc-cès que la faignée du pied, faite à pro-pos, a coûtume de produire dans les conjonctures dont il s'agit.

CHAPITRE III.

De la révulfion *que la faignée caufe, & des effets de cette* révulfion.

A Mefure que la faignée détermine le fang à couler plus abondam-ment vers la partie où on la fait, il faut qu'elle diminuë d'autant la quan-tité qui en doit couler vers les autres parties; ou, ce qui revient au même, à mesure que la saignée *dérive* une nouvelle quantité de sang dans le canal artériel qui répond à la veine piquée, elle doit en même temps détourner des autres artéres une quantité pareille du sang qui auroit dû y couler. Ainsi la *révulsion* doit estre regardée comme une suite inévitable de la *dérivation*.

Mais cette *révulsion* que la saignée procure, quoyque générale par toutes les parties du corps, si l'on en excepte celles où l'on fait la saignée, doit pourtant s'y faire sentir différemment suivant les differents rapports des artéres entre elles, & suivant que les rameaux artériels d'où la *révulsion* se doit faire, communiquent avec le canal artériel où se fait la *dérivation* qui y donne lieu.

Si la séparation des artéres d'avec le tronc artériel, qui répond à la veine piquée, se fait immédiatement à la sortie du cœur, tel qu'est le partage des rameaux supérieurs, & de la branche inférieure du tronc de l'*Aorte* ; dans ce cas, la *révulsion* que la saignée procure à ces artéres, doit estre constamment égale à la *dérivation* qu'elle attire dans le canal artériel opposé. La saignée, de quelque lieu qu'on la fasse, ne peut apporter aucun changement à la quantité de sang qui se présente pour se partager entre ces différentes branches. Cette quantité doit estre, pendant la saignée, presque la même qu'elle estoit auparavant ; parce qu'elle est constamment égale à la quantité de sang que le *ventricule* gauche fournit au gros tronc de l'*Aorte*, laquelle ne sçauroit varier sensiblement par rapport à la saignée. Il est donc évident, qu'à mesure qu'il en coulera davantage dans une de ces branches, il en coulera précisément d'autant moins dans les autres ; & qu'ainsi, la *dérivation* qui se fait dans la branche qui répond à la veine piquée, estant en pure perte pour les autres branches, & se faisant, pour ainsi dire, à leurs dépens, elle doit estre

la mesure exacte de la *révulsion* que ces
autres branches souffrent.

Il n'en est pas de même quand les
branches qui se séparent du tronc prin-
cipal, s'en séparent plus loin du cœur,
& après la division de l'*Aorte* en branches supérieure & inférieure : comme
alors la saignée attire par la *dérivation*
plus de sang qu'à l'ordinaire dans le
tronc d'où partent ces différentes branches, & par conséquent, dans les branches elles-mêmes, ainsi qu'on l'a prouvé dans le chapitre précédent ; la *révulsion* à laquelle ces branches seront
exposées, devra estre d'autant moins
sensible, que la *dérivation* sera plus
grande ; & devra, par conséquent, varier suivant que la *dérivation* variera
elle-même, mais dans un ordre ren-
versé.

La première espèce de *révulsion* mérite le nom de *révulsion constante* ou *absoluë :* nous appellerons la seconde *révulsion variable ;* chacune suit des régles
particuliéres qu'il importe d'examiner,

afin de pouvoir fixer les effets qu'on
en doit attendre.

1.° La *révulsion absoluë* est plus ou
moins grande, suivant que la saignée
qui la procure est plus ou moins co-
pieuse, ou suivant qu'il y a plus ou
moins de sang dans le corps de la personne qu'on saigne. Nous venons de
prouver que la *révulsion absoluë* est toujours constamment égale à la *dérivation* : or nous avons fait voir dans le
chapitre précédent, que la *dérivation*
est plus ou moins grande, suivant
qu'on tire plus ou moins de sang par
la saignée, ou suivant qu'il y en a plus
ou moins dans le corps de la personne
qu'on saigne. Il s'enfuit donc que la
révulsion doit estre de même plus ou
moins grande, suivant la grandeur de
la saignée, ou suivant l'abondance du
sang; & qu'elle doit estre par conséquent très-grande, lorsque ces deux
conditions concourent.

2.° La *révulsion absoluë* doit estre
plus ou moins prompte, suivant que
le

le fang coule plus ou moins vîte par
la faignée. Nous avons prouvé de même cy-deſſus, que la *dérivation* que la
faignée attire, eſt plus ou moins prompte, ſuivant que le ſang s'écoule plus
vîte ou plus lentement par l'ouverture
de la faignée. Il faut donc que la *révulſion abſoluë*, qui eſt toûjours proportionnée en tout à la *dérivation*, ſoit auſſi plus ou moins prompte, ſuivant le
différent degré de vîteſſe avec lequel
le ſang ſort par la faignée, ou ſuivant
la différente grandeur de l'ouverture
par où il ſort.

3.º La *révulſion abſoluë* doit eſtre
très grande & très prompte, ſi la faignée qui la cauſe, eſt grande, ſi elle eſt
promptement executée, & ſi elle eſt
executée ſur une perſonne pleine de
ſang; c'eſt le réſultat de ce que nous
venons d'eſtablir dans les deux articles
précédents. Par la raiſon des contraires, la *révulſion* doit eſtre petite dans
les circonſtances oppoſées, c'eſt - à-
dire, ſi la faignée eſt petite, ſi elle eſt

lente, ſi on la pratique ſur une perſonne épuiſée.

4.º La *révulſion abſoluë*, ſoit qu'elle
ſoit grande ou petite, prompte ou lente, dure toûjours autant de temps que
la *dérivation* dont elle dépend ; c'eſt-à-
dire, qu'elle commence dès le commencement de la ſaignée, de même
que la *dérivation* ; qu'elle augmente à
meſure que la ſaignée avance & que la
dérivation croît ; & qu'elle continuë
pendant quelque temps, après que la
ſaignée eſt finie, ainſi que nous avons
vû que la *dérivation* duroit elle-même.
Mais dès que l'action de la *dérivation*
eſt ceſſée, la *révulſion* ceſſe auſſi, &
alors le feul effet permanent qui reſte
de la ſaignée, de quelque endroit
qu'on l'ait faite, c'eſt l'*évacuation*, qui
ſe trouve proportionnellement diſtribuée dans toutes les parties.

5.º La *révulſion abſoluë* ſe communique également & uniformément à
toutes les branches des artéres oppoſées à celle où la *dérivation* ſe fait, &

cela, dans la même proportion dans laquelle le sang s'y diftribuë. La *révulfion* n'eft autre chofe que la diminution qui furvient, à raifon de la faignée, dans la quantité de fang qui devroit couler dans certains vaiffeaux; ou, fi l'on veut, la différence qu'il y a entre la quantité de fang qui y couloit avant la faignée, & celle qui y coule pendant la faignée. Or comme le fang qui couloit dans ces vaiffeaux avant la faignée, s'y diftribuoit dans une proportion conftante, c'eft-à-dire, en raifon compofée de la raifon directe des calibres, & de la raifon réciproque des réfiftances; comme le fang qui y coule en moindre quantité pendant la faignée, continuë de s'y diftribuer dans la même proportion, il faut évidemment que la différence qu'il y a entre ces deux quantitez de fang, c'eft-à-dire, la *révulfion*, s'y partage auffi dans la même proportion; parce qu'il eft certain que, fi de chofes proportionnelles on ofte des chofes également proportionnelles,

CHAPITRE III.

D ij

le reste doit estre dans la même proportion. Ainsi la *révulsion* se communiquera aux branches différentes des artéres qui y sont exposées, en raison composée de la raison directe des calibres, & de la raison réciproque des résistances, comme le sang s'y distribuë luy-même.

Quoyque la *révulsion variable* dépende des mêmes principes que la *révulsion absoluë*, elle ne suit pourtant pas les mêmes regles, parce que, comme nous l'avons déja remarqué, les différents rapports qu'elle a avec la *dérivation*, donnent lieu à des variations particulieres.

1.° La *révulsion variable* ne regarde que les artéres dans lesquelles il se fait en même temps une *dérivation* réelle. Nous venons de prouver que la *révulsion absoluë* appartient à toutes les artéres qui se séparent, immédiatement à la sortie du cœur, d'avec le tronc artériel où la saignée attire la *dérivation* : La *révulsion variable* ne peut donc regarder que les autres artéres, qui se séparent d'avec le tronc artériel où la *dérivation* se fait plus loin du cœur, & après le premier partage de l'*Aorte* en branches supérieure & inférieure : mais nous avons prouvé dans le chapitre précédent, que la *dérivation* que la saignée attire dans le tronc artériel qui va du cœur jusqu'à la veine ouverte, se communique à toutes les artéres qui se séparent de ce tronc, après le premier partage qui se fait près de la base du cœur. Il s'ensuit donc que toutes les artéres qui sont exposées à la *révulsion variable*, sont exposées en même temps à une *dérivation* réelle ; & que si d'un costé elles sont déchargées par la *révulsion* que la saignée cause, d'une partie du sang qui sans cela auroit dû y couler, elles sont surchargées en même temps par la *dérivation* que la saignée attire, d'une nouvelle quantité de sang qui n'y couleroit point sans cette circonstance.

2.° La *révulsion variable* peut estre

D iij

égale à la *dérivation*, ou plus grande ou
plus petite, suivant la différente origine des artéres. Nous avons fait voir
dans le chapitre précédent, que la *dérivation* que la saignée attire dans le tronc
artériel qui va du cœur jusqu'à la partie d'où l'on saigne, se communique à
toutes les artéres qui en naissent ; mais
s'y communique inégalement, beaucoup plus à celles qui sont plus près de
l'artére qui répond immédiatement à
la veine piquée, & beaucoup moins
aux artéres qui en sont plus éloignées.
Ainsi la *dérivation* se trouvant inégale
dans ces différentes artéres, elle doit y
avoir des rapports différents à la *révulsion* qui s'y fait, suivant l'origine de ces
artéres ; c'est-à-dire, qu'elle doit estre
plus grande que la *révulsion* dans les artéres qui sont près de la veine ouverte ; qu'elle peut estre égale à la *révulsion*
dans les artéres qui en sont plus éloignées ; & qu'elle pourroit dans certains cas estre moindre que la *révulsion*,
dans les artéres qui en seroient plus

éloignées. Mais comme il est impossible d’évaluer la *dérivation* qui se doit
faire dans les différentes artéres collatérales, de même que la *révulsion* qu’elles doivent souffrir, il est impossible
aussi de connoître au juste le rapport
qu’il peut y avoir entre la *dérivation* &
la *révulsion* qui se font dans chacune de
ces différentes branches.

3.º La *révulsion variable* peut de même estre égale à la *dérivation*, ou plus
grande ou plus petite dans les mêmes
artéres, suivant la différente quantité
de sang qu’il y a dans le corps. Nous
avons montré dans le chapitre précédent, que la *dérivation* que la saignée
attire dans le tronc artériel, qui va directement du cœur à la partie d’où l’on
fait la saignée, est plus ou moins grande,
suivant qu’il y a plus ou moins de sang
dans le corps. Or la *dérivation* particuliére qui se communique de ce tronc
aux artéres collatérales qui en naissent,
doit augmenter ou diminuer dans la
même proportion que la *dérivation*

principale qui se fait dans le tronc, augmente ou diminuë. Il s'ensuit donc que cette *dérivation* particuliére, qui se communique du tronc dans les artéres collatérales, doit augmenter ou diminuer, suivant qu'il y a plus ou moins de sang dans le corps; & qu'ainsi elle doit avoir différents rapports avec la *révulsion*, suivant que le sang abonde plus ou moins; c'est-à-dire, que la *dérivation* sera plus grande que la *révulsion*, s'il y a beaucoup de sang dans le corps; qu'elle pourra au contraire estre égale, & quelquefois même plus petite, si la quantité de sang qui est dans les vaisseaux, se trouve considérablement diminuée.

4.° Il suit de-là qu'on ne doit attendre aucun bon effet de la *révulsion variable*, qu'après qu'on a vuidé les vaisseaux par plusieurs saignées; & que ce succès même ne peut avoir lieu qu'à l'égard des artéres qui se séparent du tronc artériel qui va directement du cœur à la partie où l'on saigne; des

artéres, dis-je, qui en naiſſent & s'en
écartent loin de l'endroit où l'on ouvre la veine. Dans tout autre cas, on
ne peut eſpérer aucune utilité de cette
révulſion, ſouvent même on en doit
craindre les mauvaiſes ſuites ; parce
que dans tous les autres cas, la *dérivation* eſt égale à la *révulſion*, & ſouvent
même plus grande ; & qu'ainſi la partie qu'on voudroit ſoulager, reçoit autant de nouveau ſang par la *dérivation*,
qu'on pourroit eſperer d'en tirer par la
révulſion, ſuppoſé même qu'elle n'en
reçoive pas davantage; ce qui fait qu'elle reſte toûjours également engorgée,
ou qu'elle s'engorge même de plus en
plus.

5.° La *révulſion variable* commence
avec la *dérivation*, au commencement
de la ſaignée, & croiſt avec elle juſqu'à la fin : mais elle ceſſe tout à coup
dès qu'on ferme la veine, quoy-que
la *dérivation* continuë encore pendant
quelque temps ; ce qui fait que le
ſang que la ſaignée appelloit, & qui

conserve encore le même branle & la même détermination, ne trouvant plus d'iſſuë, ſe répand alors ſur toutes les artéres collatérales, & ſurcharge outre meſure les parties où elles ſe terminent, juſqu'à ce qu'il ait repris peu à peu ſon cours ordinaire, & qu'il ſoit revenu, pour ainſi dire, à ſon équilibre : deſorte que l'avantage incertain de la *révulſion variable* finit toûjours, à coup ſûr, par le déſavantage réel d'une *dérivation* conſidérable.

On peut, par ce que nous venons de dire, juger aiſément des effets qu'on doit attendre de l'une & de l'autre eſpéce de *révulſion*.

La *révulſion abſoluë* procure une *évacuation* propre & particuliére, qui augmente conſidérablement l'effet de l'é*vacuation* générale, que la ſaignée produit dans la partie malade. Elle diminuë la quantité de ſang qui y aborde, elle en ralentit l'impétuoſité, elle en facilite le retour, elle déſemplit les vaiſſeaux qui y ſont preſts à crever, elle détend les parties qui y font trop gonflées; en un mot elle rend la faignée beaucoup plus efficace, & en applique l'effet à la partie qui en a particuliérement befoin.

Il eft vray que ces bons effets de la *révulfion* femblent ne devoir pas durer long-temps, parce que la *révulfion* elle-même ne dure que peu. Mais ce peu de temps qu'elle dure, fuffit pour donner un foulagement effectif aux vaiffeaux, que l'abord d'un fang trop impétueux gonfloit outre méfure; pour diminuer les forces qui contre-balançoient & arreftoient leurs contractions; & pour exciter & ranimer par là l'action de leur reffort, qui prenant le deffus fur les liquides, les pouffe, les exprime, les fait avancer lorfque l'embarras eft leger; ou qui du moins fe trouve par là en eftat de mieux réfifter aux engorgements dont la partie continuë d'eftre menacée, lorfque l'embarras eft plus grand.

On doit donc employer la *révulfion*

toutes les fois qu'il s'agit de remédier à l'embarras, à l'engorgement, à l'inflammation de quelque partie : elle est utile dans quelque estat du mal qu'on l'employe, pourvû que les forces du malade permettent la saignée ; mais c'est principalement au commencement du mal, qu'il convient de l'employer, soit parce qu'il s'agit alors d'arrester le progrès d'un engorgement, qu'il est plus facile de prévenir que de dissiper, soit parce que la *révulsion* est alors beaucoup plus efficace, à cause que le sang accumulé dans les vaisseaux où il aborde, se trouve plus susceptible de la détermination nouvelle qu'on veut luy donner ; ce qui contribuë à augmenter l'effet de la *révulsion*, comme nous l'avons prouvé cy-dessus.

Mais il faut bien se garder d'appliquer à la *révulsion variable* les éloges que nous donnons à la *révulsion absoluë*; le mécompte seroit trop grand. La *révulsion variable* ne sçauroit estre presque jamais d'aucune utilité, parce que la *dérivation* qui y est jointe, en anéantit presque toûjours l'effet.

Elle est ordinairement nuisible; parce qu'il arrive souvent que la partie malade, loin d'estre soulagée par le moyen du sang qui en est détourné par cette voye, est surchargée, au contraire, d'une plus grande quantité de sang que la *dérivation* y appelle : Enfin elle est toûjours suivie d'un abord plus considérable du sang vers la partie; surcharge qui arrive à la fin de la saignée, qui y survient en pure perte, & qui détruit ordinairement dans un instant tout le bien que la *révulsion variable* auroit pû causer. Ce seroit donc, ou une ignorance tout-à-fait inexcusable, surtout dans un siécle où l'esprit de justesse, la *Méchanique* & l'*Anatomie* ont, par leurs progrès, répandu une vive lumiére sur l'éxercice de nostre profession; lumiére qui a converti en démonstrations les conjectures des anciens Médécins sur le choix des saignées; ou ce seroit le comble humiliant d'un aveugle préjugé, qui auroit entierement asservi la raison, que de négliger dans les embarras & dans les inflammations qui ont un siege affecté, les avantages certains de la *révulsion absoluë*, qui est toûjours sûre, toûjours efficace, pour y substituer la *révulsion variable*, qui est équivoque, souvent inutile, & presque toûjours nuisible.

On peut cependant employer quelquefois la *révulsion variable*, & l'employer même avec succès; pourvû qu'on en use après avoir désempli les vaisseaux par plusieurs saignées réïtérées, & s'estre ainsi précautionné contre les déterminations trop impétueuses que, sans cela, cette saignée pourroit communiquer au sang; abord rapide & abondant du sang, qui, si on n'avoit auparavant détendu les tuyaux engorgez, les porteroit à un tel degré de dilatation, qu'ils perdroient enfin absolument leur ressort, ou qu'ils courroient risque de se rompre. Les bons effets de la saignée du col dans les embarras du *cerveau*, après avoir fait précéder beaucoup d'autres saignées, autorisent cette pratique, comme nous verrons cy-après : mais ce sont-là de ces coups, qui ne conviennent que dans de certaines conjonctures, & qui ne peuvent, par conséquent, estre entrepris qu'avec beaucoup de prudence & de circonspection.

CHAPITRE IV.

*Des effets & de l'usage de la saignée
du bras.*

LEs principes que nous avons establis, servent à décider du mérite des différentes espéces de saignées. Les anciens en pratiquoient un grand nombre, par une vaine prévention dont ils n'auroient pû rendre aucune raison, & dont la connoissance de la circulation du sang nous a heureusement affranchis. On n'employe plus aujourd'huy que les saignées du bras, du pied, & du col; & ce sont les seules, par conséquent, dont il convient d'éxaminer les effets.

Dans la saignée du bras on ouvre la veine *Basilique*, ou la *Céphalique*, ou la *Médiane* qui joint l'une & l'autre de ces deux veines; c'est-à-dire, qu'on ouvre une des trois veines principales qu'il y a au pli du bras. Quelquefois, lorsque ces veines ne se présentent point, ou qu'il y a du risque à les piquer, on est forcé d'ouvrir sur l'avant-bras, le poignet ou le dessus de la main, quelqu'une des plus grosses branches qui y rampent & qui vont de là aboutir à l'une de ces veines; & alors, pour faire couler le sang, il faut tremper le bras dans l'eau chaude, comme on a accoustumé d'en user dans la saignée du pied.

Mais quelque veine qu'on ouvre dans la saignée du bras, il suffit qu'on en tire du sang pour pouvoir conclure que cette saignée est *évacuative*,

qu'elle

qu’elle défemplit les vaiffeaux, & les
défemplit également & uniformément
dans tout le corps ; qu’elle facilite la
circulation des liqueurs, rend les *fécrétions* plus libres, augmente le broye-
ment & la dépuration du fang ; en un
mot qu’elle procure tous les avantages
que nous avons attribuez à la faignée
évacuative.

Il fuit de là que la faignée du bras
eft très utile. 1.° lorfque les vaiffeaux
fe trouvent remplis d’une trop grande
abondance de fang, qui les furcharge,
qui ralentit leur action, qui appefan-
tit les parties, comme dans la *Plethore ;*
pourvû qu’il ne fe foit point fait encore d’embarras dans aucune partie,
qui demande des faignées particuliéres.

2.° Lorfque la raréfaction ou l’effervefcence qui furvient au fang dans
le fort de la fiévre, gonfle les vaiffeaux, & produit une efpéce de *Plethore* apparente ; en fuppofant, de même, qu’il n’y ait encore aucune partie
finguliérement affectée ou menacée,

qui détourne de cette saignée.

3.° Lorsqu'un accident subit, de quelque nature qu'il soit, demande une prompte *évacuation;* parce que la saignée du bras peut estre promptement exécutée, & ne demande aucun appareil : mais dans ce cas on doit, en l'éxécutant, faire préparer tout ce qui est nécessaire pour faire immédiatement après, s'il en est besoin, une autre saignée plus convenable au siége du mal, supposé qu'on le connoisse.

II. La veine qu'on pique dans la saignée du bras, communique toujours avec quelqu'une des branches de l'artére *Brachiale ,* dont elle reçoit le sang qu'elle contient ; ainsi la saignée du bras, en donnant une nouvelle issuë au sang, doit hâter le cours de la circulation dans cette branche, & par conséquent dans tout le canal artériel qui s'étend depuis le cœur jusqu'à cette branche-là, c'est-à-dire, dans l'artére *souf-claviére* du même costé, dans l'artére *Axillaire,* dans l'artére *Brachiale,*

& dans la branche de l'artére *Brachia-le*, qui aboutit à la veine piquée. Cette accélération dans le cours du sang, produit une *dérivation* considérable dans la suite continuée de ces artéres ; & cette *dérivation directe* ou principale, doit estre suivie d'une *dérivation* proportionnée dans toutes les artéres collatérales du même costé, qui naissent du tronc de ces autres artéres ; c'est-à-dire, dans l'artére *Médiastine*, & *Mammaire* * intérieure, dans l'artére *Inter-costale* supérieure, & dans l'artére *Vertebrale*,

---

* Quoyque la saignée du bras détermine plus de sang qu'à l'ordinaire dans les artéres *Mammaires*, & par conséquent, vers toutes les parties où elles se distribuënt, aux *Mammelles* par exemple ; il est pourtant vray que cette saignée ne peut presque point nuire dans l'inflammation de cette partie, & qu'elle est, à quelque chose près, aussi utile dans ce cas-là, que le seroit la saignée du pied. La raison en est claire ; c'est que les *Mammaires* internes, qui sont à la verité des rameaux de l'*Aorte* supérieure, dans laquelle on attire de nouveau sang, communiquent réellement avec les *Diaphragmatiques* qui sont des branches de l'*Aorte* inférieure, & s'anastomosent manifestement, comme M. Winslow l'a démontré, avec l'artére *Epigastrique* qui en naist aussi. Ainsi par ces communications certaines & très sensibles, la quantité de sang qui se trouvera de plus dans les *Mammaires* par la saignée du bras, sera très petite ; parce que les rameaux avec lesquels elles s'abouchent, en reçoivent moins alors. Ajoutez que les *Mammelles* reçoivent non seulement du sang de l'*Aorte* supérieure, mais qu'elles ont, outre cela, des vaisseaux de l'*Aorte* intérieure, puisque des rameaux des *inter-costales* inférieures percent les muscles pour s'y jetter, en

qui naissent de l'artére *souf-claviére* du même costé, & même dans l'artére *Carotide*, du moins pour le costé droit : car l'artére *Carotide* de ce costé-là sort pour l'ordinaire du tronc de la *Souf-claviére* droite : au lieu que dans le costé gauche la *Carotide* naist immédiatement du tronc même de l'*Aorte*. Par la même raison, la saignée du bras doit attirer aussi une *dérivation* dans les artéres *Scapulaires* internes & externes, dans les *Thorachiques* antérieures & postérieures, dans les *Mammaires* externes, &c. qui naissent de l'artére *Axillaire*, de même que dans toutes les artéres qui se distribuënt dans toute

communiquant aussi avec les *Mammaires* externes. D'où il suit que, quoyque la saignée du pied convienne mieux que celle du bras, la différence de leur succès n'est pas considerable, hors dans le cas où l'engorgement des *Mammelles* est occasionné par le retour de l'humeur qui doit se porter Périodiquement à la Matrice, pour produire les *Regles*, ou par le retour de la liqueur laiteuse qui fait la matiere des *Vuidanges*. Dans ces circonstances la saignée du pied procure un double avantage. Il faut observer cependant, qu'on ne doit compter sur les bons effets de cette préférence, que lorsque la suppression des évacuations que la nature se procure par la Matrice, ne vient pas de l'inflammation de cette partie ; car si elle estoit douloureusement engorgée, la saignée du pied, loin de répondre à l'attente du Medecin, augmenteroit le désordre.

l’étenduë du bras, & qui font toutes des *ramifications* de l’artére *Axillaire*, ou de l’artére *Brachiale*.

On doit donc éviter de faigner du bras, quand il y a du même cofté quelque embarras, quelque engorgement, quelque inflammation dans quelqu’une des parties où ces différentes artéres vont aboutir; parce qu’il eft toujours à craindre que le fang que la faignée y appelle plus abondamment par la *dérivation*, n’y augmente le mal, loin de le diminuer; & que la faignée ne devienne par là plus nuifible, qu’elle ne pourroit eftre utile à raifon de l’*évacuation* qu’elle procure.

C’eft par cette raifon qu’on ne doit point faigner du bras, 1.° dans l’inflammation du *Médiaftin*, du *Péricarde*, du *Sternum*, &c. parce que les artéres *Mediaftine* & *Mammaire* interne portent le fang à ces parties.

2.° Dans la *Pleurefie* vraye ou interne, qui a fon fiege dans la *Pleure*, ou dans les mufcles *inter-coftaux* intérieurs.

E iij

dans l'étenduë des quatre coftes fupérieures ; parce que l'artére *inter-coftale*
fupérieure aboutit à ces parties.

3.º Dans les inflammations, gonflements ou *Eréſipeles* du col; parce
que l'artére *Vertebrale* fournit une grande quantité de rameaux qui arrofent
ces parties.

4.º Dans les engorgements ou dans
les inflammations du cerveau; parce que
l'artére *Vertébrale* & l'artére *Carotide*
portent le fang au cerveau. Il eft vray
que le danger, à cet égard, eft moins
grand dans la faignée du bras du cofté
gauche; parce que la *Carotide* de ce
cofté-là ne vient point de la *fouf-clavié-*
re, mais du tronc même de l'*Aorte*; &
qu'ainfi elle ne participe point à la *dé-*
rivation que la faignée du bras gauche
attire dans la *fouf-claviére* du même
cofté: mais le danger fubfifte toujours
par rapport à l'artére *Vertébrale*, même
dans la faignée du bras gauche.

5.º Dans la *Pleurefie* fauffe ou extérieure, qui n'intereffe que les *téguments*

ou les mufcles *inter-coftaux* externes ; parce que les artéres *Thorachiques* anté-rieures & poftérieures, qui naiffent de l'*Axillaire*, fe terminent à ces parties.

6.° Enfin dans les gonflements, les inflammations, les *Eréfipéles*, les douleurs, &c. qui occupent en tout ou en partie le bras où l'on prétend faigner ; parce que ce font des rameaux de l'ar-tére *Brachiale*, qui diftribuënt le fang à toute l'étenduë du bras.

III. La *dérivation* que la faignée du bras attire dans l'artére *fouf-claviére* du cofté d'où l'on faigne, & de là, dans toutes les artéres qui en prennent naif-fance, doit eftre en pure perte à l'égard des autres artéres qui puifent imné-diatement le fang du tronc de l'*Aorte*, de même que la *fouf-claviére* où cette *dérivation* fe fait. Telles font l'artére *Aorte* inférieure, & l'artére *fouf-claviére* du cofté oppofé, aufquelles la *déri-vation* que la faignée fait vers le cofté d'où l'on faigne, dérobe évidemment une partie du fang, qui fans cette

E iiij

circonſtance auroit dû y couler. Par
conſéquent la ſaignée du bras produit
néceſſairement une *révulſion* réelle &
abſoluë à l'égard de ces deux artéres,
& à l'égard de toutes les parties où les
ramifications de ces deux artéres vont
ſe diſtribuer. Cette *révulſion*, ménagée
à propos, augmente conſidérablement
l'effet de *l'évacuation* que la ſaignée
procure à la partie malade ; fait qu'elle
y déſemplit mieux les vaiſſeaux engorgez ; qu'elle y détend avec plus de
ſuccès les parties tenduës ; qu'elle y ré-
tablit mieux le cours dérangé ou interrompu de la circulation : en un mot
elle contribuë à rendre la ſaignée beaucoup plus efficace. Il importe donc de
mettre à profit l'avantage qu'on doit
attendre de cette *révulſion*, & c'eſt en
cela principalement, que conſiſte l'ha-
bileté des Médecins dans l'uſage de la
ſaignée.

De là vient que la ſaignée du bras
eſt extrémement recommandée. 1.º
toutes les fois qu'il s'agit de prévenir

l’engorgement ou l’inflammation des extrémitez inférieures, ou des *viſceres* du bas ventre, ou qu’il faut y remedier quand le mal eſt formé; parce que les arteres qui vont à ces parties, viennent toutes de l’*Aorte* inférieure; & qu’ainſi la ſaignée du bras réünit alors les avantages de la ſaignée *évacuative* avec ceux de la ſaignée *révulſive*. C’eſt par la même raiſon auſſi, qu’on doit employer la ſaignée du bras dans la *Pleureſie* vraye, qui a ſon ſiége de l’un ou de l’autre coſté, depuis la cinquiéme coſte juſqu’à la derniére; parce que les huit artéres *inter-coſtales* inférieures, qui portent le ſang à cette partie de la poitrine, prennent leur origine de l’*Aorte* deſcendante.

2.º De là vient auſſi le grand ſuccés de la même ſaignée, toutes les fois qu’il faut arreſter ou moderer une perte de ſang trop grande dans les Femmes, ou les *hémorrhagies* exceſſives qui ſurviennent aux *hemorrhoïdes*; parce que les vaiſſeaux d’où le ſang s’écoule dans ces occasions-là, sont des branches de l'*Aorte* inférieure, d'où la *révulsion* que la saignée procure, détourne le sang.

3.° De là vient enfin que la saignée du bras, du costé sain, est si efficace quand il s'agit d'apporter un prompt secours aux inflammations ou aux *érésipéles* qui attaquent l'autre bras, ou qui ont leur siege dans le costé opposé de la poitrine; parce que ces parties reçoivent le sang par des rameaux qui naissent de la *sous-claviére* opposée à celle où la saignée attire la *dérivation*, & à l'égard desquels, par conséquent, cette saignée se trouve *révulsive*.

Nous ne croyons point devoir faire attention à la *révulsion variable* que la saignée du bras peut causer à l'égard des artéres qui viennent de la *sousclaviére*, du costé même d'où l'on saigne. Nous avons remarqué cy-dessus, chap. 3. que l'effet de cette *révulsion* est anéanti par la *dérivation* que la même saignée attire sur ces artéres; laquelle est superieure à la *révulsion* qu'elle y peut produire. C'eſt par cette raiſon que nous regardons la ſaignée du bras, comme véritablement *dérivative* à l'égard de toutes les artéres qui naiſſent de la *ſous-claviére* du coſté d'où l'on ſaigne. Si cette *révulſion variable* pouvoit jamais eſtre de quelque utilité, ce ne ſeroit qu'aprés qu'on auroit beaucoup diminué le volume du ſang par pluſieurs ſaignées repétées : mais dans ce cas-là même, ce ſeroit une imprudence évidente d'employer une ſaignée, qui ne pourroit produire au plus qu'une *révulſion* très legere, ſuppoſé même qu'elle en produiſiſt une, lorſqu'il ſeroit aiſé d'en procurer une plus grande & plus réelle, & par conſéquent plus efficace, par une ſaignée mieux entenduë.

Ce que nous venons de dire de la ſaignée du bras, conſiderée ſous les divers rapports qu'elle peut avoir aux différentes parties du corps, ſert à eſtablir des regles certaines qui fixent l'uſage de cette ſaignée dans chaque cas,

1.º La saignée du bras convient toutes les fois qu'il ne s'agit que de désemplir les vaisseaux, & de vuider le sang qui y est de trop; parce que cette saignée est *évacuative*, & qu'elle l'est pour tous les vaisseaux.

2.º Elle convient aussi dans tous les embarras, & dans toutes les inflammations qui attaquent quelqu'une des parties qui reçoivent le sang de l'*Aorte* inférieure, ou qui menacent quelqu'une de ces parties, de même que dans toutes les *hémorrhagies* qui y surviennent; parce que dans tous ces cas la saignée du bras est *révulsive* à l'égard de l'Artére d'où ces parties reçoivent le sang.

3.º Elle convient encore dans les gonflements & dans les inflammations qui ont leur siege dans l'autre bras, ou dans le costé de la poitrine opposé à celuy d'où l'on saigne; parce qu'alors cette saignée est de même *révulsive* à l'égard de la *sous-claviére*, dont les *ramifications* se distribuënt à ces parties.

4.º Mais elle ne convient jamais

dans les tumeurs, dans les *Eréſipéles*, dans les inflammations du bras où l'on prétend ſaigner; parce qu'elle ne ſerviroit qu'à attirer le ſang, par la *dérivation*, dans l'artére *Brachiale* dont les branches aboutiſſent à ces parties.

5.º Elle ne convient jamais non plus, dans les mêmes maux, lorqu'ils ont leur ſiege au *Médiaſtin*, au *Péricarde*, au *Sternum*, ou à la partie ſupérieure de la poitrine du même côté, juſqu'à la cinquiéme coſte; parce que cette ſaignée attireroit de même le ſang ſur ces parties, par les artéres *Médiaſtine* & *Mammaire* interne, qui s'y vont terminer.

6.º Enfin elle ne convient point dans les engorgements, dans les *Eréſipéles*, ni dans les inflammations qui attaquent ou qui menacent le dehors ou le dedans de la teſte; parce qu'elle y produiroit dans ces occaſions une *dérivation* dangereuſe, par les artéres *Vertébrale* & *Carotide* qui y portent le ſang.

On peut former contre ce dernier
article une difficulté qui mérite d'estre
éclaircie. Si la saignée du bras est *dérivative* à l'égard des artéres *Vertébrale* &
Carotide du même côté, elle est en même temps *révulsive* à l'égard des artéres
Vertébrale & *Carotide* opposées : Ainsi
comme, tout compensé, elle détourne
de la teste autant de sang qu'elle y en
attire, il semble qu'on ne devroit point
regarder cette saignée comme nuisible
dans les maux de la teste : on pourroit
tout au plus la regarder comme indifférente, ou comme n'agissant alors que
par la simple *évacuation* qu'elle procure :
on devroit même, ce semble, convenir qu'elle est utile dans ces cas là,
quand on la pratique du côté gauche ;
parce que la *Carotide* de ce côté là ne
venant point de la *sous-claviére* gauche,
mais du tronc même de l'*Aorte*, la saignée de ce bras ne peut attirer de *dérivation*, que dans l'artére *Vertébrale*
gauche : au lieu qu'elle doit produire
une *révulsion* à l'égard de la *Vertébrale*

oppofée, & des deux *Carotides* ; & qu'ainfi elle doit procurer un avantage effectif, en déchargeant les vaiffeaux de la tefte plus qu'elle ne les charge.

Ce raifonnement feroit fans replique, s'il eftoit vray que la *révulfion* que la faignée du bras doit faire dans les artéres qui vont à la tefte d'un côté, fût plus grande que la *dérivation* qu'elle attire fur les artéres qui vont à la tefte de l'autre côté ; ou au moins qu'elle fût égale : mais c'eft une fuppofition fauffe. Ce que nous avons établi dans le chapitre troifiéme, prouve que la *dérivation* totale que la faignée du bras procure dans la *fous-claviére* du même côté, eft égale à la *révulfion* totale que la faignée produit dans la *fous-claviére* oppofée, & dans l'*Aorte* inférieure. Cette *dérivation* doit fe diftribuer d'un côté, entre toutes les *ramifications* qui appartiennent à la *fous-claviére*, & la *révulfion* doit de l'autre fe partager de même, entre les branches qui naiffent de la *fous-claviére* oppofée, & de l'*Aorte* inférieure.

Mais il est évident que le nombre des
branches qui naissent de ces deux artéres, & qui doivent participer à cette *révulsion*, est au moins six fois plus
grand que celuy des *ramifications* qui
appartiennent à la *sous-claviére* du côté
d'où l'on saigne, & qui doivent se ressentir de la *dérivation :* car il est certain
que la somme du calibre de l'*Aorte* inférieure, & d'une des *sous-claviéres,* est
au moins six fois plus grande que le
calibre de l'autre artére *sous-claviére.* Il
faut donc que la *dérivation*, que la saignée du bras attire dans les artéres *Vertébrale* & *Carotide* du même côté, soit
dans la même proportion, six fois au
moins plus grande que la *révulsion*
qu'elle procure en même temps à l'é-
gard des deux autres artéres du côté
opposé : D'où il suit que, tout compensé, la saignée du bras doit porter à la
teste six fois au moins plus de sang
qu'elle n'en détourne; & qu'ainsi elle
doit estre veritablement nuisible dans
les maladies qui y ont leur siege.

Il

Il est vray que ce calcul ne peut regarder que la saignée du bras droit, laquelle attire la *dérivation* dans deux artéres, la *Vertébrale* & la *Carotide* droites : comme elle procure la *révulsion* à l'égard des deux autres artéres pareilles, la *Vertébrale* & la *Carotide* gauches. Le défavantage n'est pas tout-à-fait le même à l'égard de la saignée du bras gauche ; parce que la différence qu'il y a de ce côté là dans la distribution des artéres, dont on a déja parlé, fait que la saignée de ce bras ne peut attirer la *dérivation*, que dans l'artére *Vertébrale* gauche seulement ; & qu'elle doit produire, au contraire, une *révulsion* réelle à l'égard des trois autres artéres qui vont à la teste, sçavoir l'artére *Vertébrale* opposée, & les deux artéres *Carotides*. Mais cependant, dans ce cas là même, il est aisé de prouver que la *dérivation* que la saignée du bras gauche attire dans l'artére *Vertébrale* du même côté, est plus grande toute seule, que la *révulsion* qu'elle cause à l'égard

Part. I. F

des trois autres artéres. Le calcul que nous venons de faire, prouve. 1.º que la *dérivation* que la saignée du bras gauche attire sur l'artére *Vertébrale* du même côté, est six fois plus grande que la *révulsion* qu'elle cause à l'artére *Vertébrale* opposée. 2.º Il prouve de même, que cette *dérivation* est six fois plus grande que la *révulsion* qui arrive à la *Carotide* droite. 3.º Il prouve enfin, par la même raison, qu'elle est aussi six fois plus grande que la *révulsion* qui regarde l'autre artére *Carotide*. Il suit donc delà que cette *dérivation* seule doit estre aux trois *révulsions* prises ensemble, comme 6 est à 3; ou ce qui est la même chose, que cette *dérivation* seule doit estre deux fois plus grande que les trois *révulsions* ensemble; & qu'ainsi, toute compensation faite, la saignée du bras gauche détermine le sang à monter vers la teste, tout comme celle du bras droit; quoyque moins abondamment : ce qui suffit pour faire voir que quoyqu'elle soit moins dangereuſe que celle du bras droit, dans les maladies de la teſte, elle l'eſt pourtant aſſez pour devoir eſtre condamnée.

COROLLAIRE I.

Comme la *Carotide* du côté gauche ne ſort pas de la *Sous-claviére*, mais de la grande courbure de l'*Aorte*, appellée communément *Croſſe*; il s'enſuit, comme nous l'avons déja dit, que la ſaignée de ce côté là n'attirera pas du ſang au cerveau par la *Carotide*, comme le fait la ſaignée du côté oppoſé; laquelle en cauſant une *dérivation* dans la *Sous-claviére*, en procure une aux vaiſſeaux qui en naiſſent, & par conſéquent dans la *Carotide*. Ainſi dans les occaſions qui demandent neceſſairement la ſaignée du bras, on doit la faire du côté gauche, pour peu qu'en même temps on craigne pour la teſte.

COROLLAIRE II.

Comme la direction de la *Sous-claviére*

F ij

gauche est telle que le sang y entre
avec la détermination qu'il a reçüe du
cœur, il s'ensuit que le sang y a plus de
mouvement que dans la *Sous-claviére*
droite, où il n'aborde qu'après s'estre
reflechi, & avoir changé la détermination du mouvement qui luy a esté imprimé par le coup de piston du cœur:
donc la *dérivation* que la saignée du
bras gauche attire dans la *Sous-claviére*,
est plus rapide & plus prompte que
celle qui arrive à l'artére du même
nom, quand on saigne du costé opposé. Donc, par une conséquence nécessaire, la *révulsion* qui y répond, est
plus vive, & se fait avec plus de céléri-
té; & par conséquent, dans les grandes
inflammations du bas ventre, la saignée du bras gauche pourroit procurer
un soulagement plus prompt que celle
du bras droit; ce qui ne doit point
estre négligé dans les occasions pressantes, où tous les moments sont pré-
cieux. C'est la pratique qui peut seule
justifier la justesse de cette conjecture.

COROLLAIRE III.

Comme la *révulsion* est d'autant plus prompte & plus forte, que la *dérivation* vers les vaisseaux opposez est plus considerable & plus rapide ; & que la *dérivation* est d'autant plus abondante en temps égal, que la colomne de sang qui est déterminée de nouveau, est plus grosse (supposé que le sang se meuve également vîte ;) que celle-cy enfin est proportionnée à la largeur de l'ouverture qu'on fait à la veine, quand le sang coule promptement à plein canal ; il s'enfuit que, lorsque le sang sort avec vîtesse par une grande ouverture, il est dérobé aux vaisseaux opposez, dans le même espace de temps, une plus grande quantité de sang : donc dans les tensions inflammatoires, qui obligent à saigner, on doit retirer un soulagement plus sensible, quand le sang sort uniformément, vivement, & à gros tuyau, que lorsqu'il coule goute à goute, ou seulement comme un filet. En

F iij

effet, les vaiſſeaux oppoſez à celuy d'où le ſang jaillit à gros tuyau, privez tout à coup d'une aſſez groſſe colomne de ſang qui devoit s'y porter, pourront ſe reſſerrer dans le moment ; leur force n'eſtant plus contrebalancée par le volume d'un liquide, qui en écarte ſans ceſſe les *parois*. D'où l'on peut conjecturer que douze onces de ſang tirées en trois minutes, remédieront plus efficacement à une inflammation naiſſante, que ſeize onces qui demeureront ſix minutes à ſortir d'un vaiſſeau petit, & mal ouvert.

COROLLAIRE IV.

Comme les veines qui rampent ſur le deſſus de la main, ainſi que celles qui ſont au pli du bras, reçoivent leur ſang des artéres *Brachiale, Cubitale & Radiale*, qui toutes trois le reçoivent de l'*Axillaire*, & celle-cy de la *Sous-claviére* ; il s'enſuit que, quelque veine qu'on vienne à ouvrir, de celles dont nous parlons, il arrivera une *dérivation* dans la *Sous-claviére*, & une *dérivation* égale, quand la quantité de fang qui coulera par l'ouverture d'une de ces veines, quelle qu'elle foit, fera la même : Donc la faignée d'une veine du bras ou de la main, ne peut point produire d'autres effets que la faignée d'une autre veine de la même extremité : Donc on ne doit pas s'attendre qu'en ouvrant la *Céphalique* on foulage plus la tefte, qu'en tirant du fang de la *Mediane :* Donc la faignée de la *Salvatelle* ne peut pas eftre plus utile pour le cerveau (quoyqu'on life le contraire dans un ouvrage d'un Anatomifte de réputation) que le feroit, par exemple, celle de la *Bafilique*. Cette erreur eft d'autant moins fondée, que non feulement les artéres partent du même tronc, mais que les veines rapportent le fang au même tronc veineux ; ce qui ofte tout prétexte d'établir quelque inégalité dans l'effet des faignées de différentes veines du même bras.

F iiij

COROLLAIRE V.

Comme la *révulsion* que la saignée occasionne dans les vaisseaux opposez à celuy d'où l'on tire du sang, est égale à la *dérivation* qu'elle produit dans l'artére qui répond à la veine qu'on ouvre, & dans celles qui partent du même tronc qu'elle, prises ensemble; & que la *dérivation* que la saignée attire dans ce tronc artériel, est égale, quel que soit celuy de ses rameaux par où l'on fasse couler une nouvelle, mais pareille quantité de sang; il s'ensuit que de quelque veine de l'un des bras qu'on fasse la saignée, la *révulsion* de la *Sous-claviére* opposée, & celle de l'*Aorte* inférieure, seront précisément les mêmes. Et comme la *révulsion* estant égale dans les troncs artériels, tous les rameaux qui en partent, reçoivent moins de sang à cette occasion, & cela pro-portionnellement à leur calibre; il est évident, & que la saignée d'une veine du bras ne dégagera pas plus le bas

ventre, que l'ouverture d'une autre veine de la même partie par où l'on tirera
une égale quantité de sang, & qu'aucune ne dégorgera mieux, & par préférence la ratte que le foye, &c. D'où
il suit que le choix que les anciens fai-
soient des differentes veines du bras,
pour les embarras des divers *visceres*
du bas ventre, est absolument chimé-
rique, & ne peut avoir aucun fondement solide ; que c'est moins l'observation, que de fausses idées sur l'*œconomie animale*, qui les a déterminez à
suivre & à prescrire une pratique si
bizarre ; que l'on seroit digne de blâme
de vouloir les imiter dans ces choses ;
& qu'enfin la nouvelle Médecine va
bien plus loin, & plus sûrement sur
cette matiere, que l'ancienne.

CHAPITRE V.

Des effets & de l'usage de la saignée du pied.

DANS la saignée du pied, on ouvre le tronc de la veine *Saphene*, à costé de la *Malléole* interne, ou au moins, l'on choisit quelqu'une des plus considerables de ses branches, entre celles qui rampent sur le dessus du pied.

La ligature ne suffit point ordinairement dans cette saignée, pour faire enfler les veines qui sont audessous du lieu où elle est appliquée, ni pour en faire réjaillir le sang, quand on les a piquées ; parce que, comme elle porte sur les trois angles du triangle, que les deux os de la jambe, le *Tibia* & le *Peroné* forment avec le *tendon d'Achille*, elle ne peut point serrer assez les veines qui reviennent du pied : il faut, pour executer commodément cette saignée, employer le fecours de l'eau chaude, dans laquelle on trempe le pied, & dont la chaleur, en raréfiant le fang, en augmentant fa fluidité, en accélérant fon mouvement, fert par ces differents moyens à la fois, à procurer la pléni-tude & la tenfion des veines : peut-eftre même l'eau chaude contribuë encore à y appeller le fang plus abon-damment, en ce que raréfiant la partie, elle y dilate les vaiffeaux, & y diminuë d'autant la force des réfiftances que le fang devoit vaincre pour y aborder.

I. Mais de quelque maniere qu'on en ufe, pourvû qu'on réüffiffe à exe-cuter cette faignée, il eft certain qu'on tire du fang affez facilement : & puif-qu'on tire du fang par cette faignée, & qu'on en tire même quand on le veut, autant que par celle du bras , il eft évident qu'elle eft *évacuative* de même que celle du bras ; qu'elle défemplit les vaiffeaux de la même maniere ; qu'elle les défemplit autant; & qu'el-le mérite par conféquent , comme *évacuative*, les mêmes éloges que nous avons donnez à la saignée du bras en cette qualité.

On peut donc employer la saignée du pied pour vuider les vaiſſeaux, lorſqu'ils ſont trop pleins par l'abondance ou par la raréfaction du ſang, ainſi que dans les meſmes vûës on ſe ſert de celle du bras : on devroit même l'employer plus ſouvent que cette derniére ; parce que la veine *Saphene* n'eſtant accompagnée dans l'endroit où on l'ouvre, d'aucune artére ni d'aucun *tendon* conſiderables, on n'a point à craindre, en la piquant, les accidents fâcheux qui n'arrivent que trop ſouvent à l'occaſion de la ſaignée du bras. Il eſt rare cependant qu'on ſaigne du pied, quand il ne s'agit préciſément que de diminuer le volume du ſang ; on préfere alors, ſur tout en France, preſque toûjours la ſaignée du bras, dont on peut attendre les mêmes effets, & qui d'ailleurs demande moins d'appareil, & n'impoſe pas la même neceſſité de ſe tenir en repos après avoir esté saigné.

II. La saignée du pied, en vuidant le sang par l'ouverture de la *Saphene*, hâte le cours de la circulation dans l'artére qui répond à cette veine, & produit, par conséquent, une *dérivation* qui s'estend depuis le cœur jusqu'à cette artére; c'est-à-dire dans l'*Aorte* descendante, dans l'*Iliaque* du costé d'où l'on saigne, dans l'artére *Crurale* du même costé, & dans l'artére *Tibiale* dont les *ramifications* aboutissent à la veine piquée. Cette *dérivation* directe en cause une collatérale, proportionnée dans toutes les artéres qui naissent de la suite directe des artéres que nous venons de nommer ; sçavoir dans les artéres *Inter-costales*, qui vont aux huit ou neuf costes inférieures; dans les artéres *Diaphragmatiques* qui se distribuënt au *Diaphragme*; * dans l'artére *Cæliaque*, dont les branches se

---

* Le *Diaphragme*, outre les arteres *Phreniques* que le tronc de l'*Aorte* inferieure luy fournit, reçoit assez souvent quelque branche qui se détache de la *Caliaque*, & quelque petit rameau des artéres *Capillaires*. Mais outre ces

partagent entre l'eſtomac, la ratte & le
foye; dans les artéres *Méſenteriques* ſupérieure & inférieure, qui portent le
ſang au *méſentére* & aux inteſtins; dans
les artéres *Emulgentes*, qui vont aux
reins; dans les artéres *Hypogaſtriques*,
qui fourniſſent le ſang à toutes les parties de l'*hypogaſtre* ou baſſin; dans l'ar-
tère *Iliaque* de l'autre coſté, qui ſe diſ-
tribuë dans la jambe oppoſée; enfin
dans toutes les *ramifications* de l'artére

artéres qui naiſſent immédiatement ou médiatement de
l'*Aorte* inférieure, il ſe diſtri-
buë dans ce double Muſcle, des
vaiſſeaux qui ſortent de l'*Aorte*
ſupérieure, tels que ſont les rameaux des *Mammaires* internes, ainſi que des filets de l'ar-
tère communément appellée
Pericardine, qui vont s'y perdre. Or toutes ces artéres communiquent réellement entr'elles dans le *Diaphragme*; ainſi
la *dérivation* que la ſaignée du
pied attire dans les branches
artérielles qui luy viennent de
l'*Aorte* inférieure, ne peut cauſer un grand déſordre, quand il
y a inflammation dans cette
cloiſon charnuë; parce que celles de ſes artéres qui tirent leur
origine de l'*Aorte* ſupérieure,
ſont en eſtat de ſe charger d'u-
ne partie de ce ſang qui y

coule alors de nouveau, & diminuë le mauvais effet que
ſon abord trop abondant y
pourroit occaſionner. S'il en
vient en effet plus qu'à l'accoutumé par quelques-unes de
ces artéres, il y en a en même
temps d'autres, qui en portent moins qu'elles n'auroient
fait. Ainſi le total du ſang
n'excédera pas de beaucoup
la quantité qui s'y feroit portée
ſans cela: d'où il ſuit que le
danger que la ſaignée du pied
peut cauſer dans ce cas, ne ſera pas grand, eu égard aux communications que nous avons
fait obſerver. Elles ne peuvent
pourtant pas eſtablir une compenſation qui puiſſe rendre indifférent le choix des ſaignées;
parce que la ſomme des calibres des rameaux artériels que
le *Diaphragme* reçoit de l'*Aorte*

Crurale, & des artéres *Tibiales* du même cofté, qui fe répandent dans toute l'étenduë de la jambe d'où l'on faigne.

C'eft par rapport à la *dérivation* que la faignée du pied attire dans le tronc de l'*Aorte* defcendante, & de là, dans toutes les branches qui en prennent naiffance, quelle ne peut convenir, lorfque la nature ou le fiége du mal demande qu'on ralentiffe le mouvement, ou qu'on diminuë la quantité du fang qui fe porte dans ces vaiffeaux; parce qu'il eft vifible, par la raifon que

inférieure, eft fenfiblement plus confiderable que celle des artéres que l'*Aorte* fupérieure y envoye. Ainfi la faignée du pied nuiroit dans cette occafion, quoyqu'à la verité bien moins qu'elle ne feroit dans les inflammations des *vifcéres* du bas ventre, dont toutes les arteres partent de l'*Aorte* inférieure. Le péril de la *dérivation* eft principalement formidable pour les parties qui ne reçoivent du fang que d'une feule *Aorte*, vers laquelle on détermine le fang. Voilà le cas où fe trouvent celles qui font contenuës dans le bas ventre, quand on faigne du pied lorfqu'elles font menacées d'inflammation.

C'eft par une raifon contraire que le choix des faignées doit eftre affez indifférent pour les maladies de l'*Oefophage*; puifque ce canal *mufculeux* reçoit du fang des deux *Aortes*. Tout le monde fçait en effet, que la *Cervicale* antérieure, ainfi que la *Sous-claviere* & les premieres *Inter-coftales*, luy fourniffent du fang. On n'ignore pas auffi que la *Bronchiale*, dont l'origine eft toujours incertaine, s'y diftribuë. L'Anatomie nous apprend auffi que l'*Oefophagienne*, qui eft une des premieres branches de l'*Aorte* inférieure, & que des rameaux des *Inter-coftales* inférieures, & de la *Coronaire ftomachique*, vont s'y jetter;

nous venons de dire, que la ſaignée du pied produit un effet entiérement contraire.

C'eſt par cette raiſon qu'on doit éviter cette ſaignée dans tous les engorgements, dans toutes les inflammations, dans toutes les tumeurs qui arrivent aux extrémitez inférieures, aux *viſcéres* du bas ventre, & même à la partie inférieure de la poitrine, depuis la quatriéme coſte en bas : en un mot, dans les cas où quelqu'une des parties qui reçoivent le ſang de l'*Aorte* inférieure, ſe trouve affectée. De là vient

D'où il ſuit que de quelque endroit qu'on ſaigne, il ſe fera une *dérivation* dans quelques-unes des arteres de l'*Oeſophage*, & une *révulſion* de quelques autres, & par conſéquent toutes ſortes de ſaignées auront preſque les mêmes avantages & les mêmes inconveniens, quand il s'agira d'enlever les engorgemens inflammatoires des *parois* de ce canal. Il faut convenir cependant, que l'indifférence qu'on doit avoir pour le choix des ſaignées dans cette occaſion, ne peut regarder que les cas où il s'agit de la partie moyenne de l'*Oeſophage*; car dans cette eſtenduë, les rameaux des deux *Aortes* s'y trouvent aſſez également partagez, & ont de fréquentes communications : mais cela n'empeſche pas que le haut du canal ne ſoit arroſé principalement par le ſang de l'*Aorte* ſupérieure, & que l'autre extremité qui entre dans l'eſtomac, ne reçoive la plus grande partie de ſon ſang, des rameaux qui partent de l'*Aorte* inférieure. Ainſi dans les maladies du *Pharynx* la ſaignée du pied doit avoir la préférence, & dans les déſordres qui arrivent vers l'*orifice* ſupérieur de l'eſtomac, la ſaignée du bras eſt la plus utile.

auſſi,

aussi, qu'on ne doit point la mettre en usage dans les pertes de sang qui arrivent par des *regles* immodérées, par un flux *hémorrhoïdal* trop grand, par un vomissement de sang ; & généralement dans toutes les *hémorrhagies* qui se font par quelqu'une des parties qui reçoivent leur sang des branches de l'*Aorte* inférieure.

Mais cette même *dérivation* rend, au contraire, la saignée du pied utile & recommandable, lorsqu'il faut hâter le cours du sang vers ces parties : c'est ainsi qu'on s'en sert avec succès, quand il s'agit de provoquer ou d'augmenter l'écoulement des *Regles* ; parce qu'alors le sang déterminé en bas avec plus d'impetuosité & d'abondance, force plus facilement les obstacles qui l'arrestent, & se fraye des issuës plus libres. C'est l'unique occasion où la *dérivation* que la saignée du pied procure, puisse estre utile; encore même faut-il, pour qu'elle le soit, qu'il n'y ait aucune inflammation dans la matrice : car autrement il faudroit bien se garder d'employer cette saignée, qui seroit plus nuisible que profitable : il faudroit au contraire, dans ce cas, saigner du bras pour détourner le sang par la *révulsion*, & pour prévenir par ce moyen les suites fâcheuses de l'inflammation de cette partie.

III. La saignée du pied ne peut point estre *dérivative* dans l'*Aorte* inférieure, qu'elle ne soit *révulsive* en même temps, à l'égard des branches opposées qui prennent naissance du tronc de l'*Aorte*, & qui se distribuënt vers les parties d'enhaut ; sçavoir les deux artéres *Sous-claviéres*, & la *Carotide* gauche. Aussi l'est-elle en effet, & c'est ce qui rend cette saignée si efficace dans les maladies qui affectent ces parties; parce qu'elle réünit à leur égard les avantages de *l'évacuation*, & ceux de la *révulsion.*

C'est par cette raison que cette saignée convient, 1.° dans toutes les inflammations, les tumeurs, les dépôts

qui se font à l'un ou à l'autre bras ;
parce que les artéres *Axillaires*, qui y
aboutissent, viennent des *Sous-claviéres*
d'où la saignée du pied rappelle le sang.

2.° C'est par cette raison que cette
saignée est utile dans les *Pleuresies* * internes & supérieures, qui ont leur siége

* Mais il y a sur cela une remarque essentielle, & d'autant plus solide, qu'elle est fondée sur un fait anatomique bien avéré. C'est que la saignée du bras ne peut être suivie que d'un assez léger inconvenient, quand l'engorgement que le sang a contracté, occupe les parties où se distribuënt les quatre *Inter-costales* supérieures : non plus que la saignée du pied ne doit estre que médiocrement dangereuse, quand l'engagement est placé dans des endroits qui reçoivent leur sang des huit *Inter-costales* inférieures ; parce qu'il y a des communications très réelles, très fréquentes, très sensibles, entre les artéres des premiéres costes, & celles des huit derniéres. *M. Ruysch* est, ce me semble, le premier qui ait fait cette observation, & il en a donné une très belle planche. Or, par le moyen de ces rameaux artériels qui entretiennent ce commerce mutuel, il doit nécessairement arriver que, lorsqu'on attire dans les *Inter-costales* supérieu-res une nouvelle quantité de sang, par le moyen de la saignée du bras, les huit derniéres en reçoivent moins. Ainsi la somme totale du sang, dans les quatre premiéres branches, ne se trouve que peu augmentée ; parce que si la saignée du bras est *dériva-tive* à leur égard, elle est en même temps *révulsive* par rapport aux autres : & la diminution du sang dans les derniéres, fait une sorte de compensation avec le surcroit de la quantité dans les quatre premieres. Tout de même, quand par la saignée du pied, on détermine plus de sang qu'à l'ordinaire dans les *Inter-costales* inférieures, on dérobe aussi, par le même moyen, une portion de celuy que les supérieures auroient reçû : car elle est *révulsive* pour celles-cy, comme elle est *dérivative* pour celles-la. Ainsi le total du sang qui s'y trouvera, ne sera pas fort accru, & les huit derniéres seront soulagées de leur tension, par les quatre autres qui seront, pour ainsi dire, plus

au haut de la poitrine, au deſſus de la cinquiéme coſte, ſoit de l'un ou de l'autre coſté; parce que les artéres

flaſques, & par conſéquent capables d'admettre une partie du ſang qui ſurcharge leurs voiſines. D'où il ſuit que, quoyque le principe que nous avons poſé dans ce chapitre & le précédent, demeure conſtant & inébranlable, il ſera vray néantmoins, que le danger qu'on peut encourir en ne ſuivant pas la regle, ne ſera pas infiniment grand. Ce danger même, en s'écartant de la maxime pratique que nous avons eſtablie, ne ſera pas tout à fait égal dans les deux cas: En effet, il eſt plus dangereux de ſaigner du pied, quand l'inflammation ſe trouve dans les lieux où les *Inter-coſtales* viennent de l'*Aorte* inférieure, qu'en faiſant une ſaignée du bras, lorſque l'engagement ſe rencontre dans les parties où les *Inter-coſtales* qui naiſſent de l'*Aorte* ſupérieure, portent le ſang: car dans le premier cas, on attire une *dérivation* dans huit de ces artéres, & on ne fait de *révulſion* que de quatre, ſouvent même de trois & de quelques rameaux des *mammaires* internes qui communiquent avec elles. Or la ſomme des calibres des huit inférieures eſt plus conſidérable que celle des ſuperieures, & des rameaux *mammaires* avec leſquels elles ont communication. Ainſi on charge les derniéres, de maniere que les autres ne ſuffiſent pas pour les ſoulager à un certain point. Mais il n'en eſt pas de même dans le deuxiéme cas: car ſi on appelle du ſang dans trois ou quatre de ces arteres, on le détourne en même temps de huit, qui ſont par la en eſtat de faire une diverſion conſidérable du ſang qui s'y porte de plus qu'à l'accoutume dans les quatre ſupérieures, à l'occaſion de la ſaignée du bras. Il arrive même, & *Riolan* l'a remarqué le premier, que toutes les *Inter-coſtales*, tant ſupérieures qu'inférieures, partent du tronc de l'*Aorte* inférieure. Dans ce cas, le danger de la ſaignée du pied ſeroit encore plus conſiderable; & comme ce fait arrive quelquefois, on riſque bien moins, dans tous les ſens, de ſaigner du bras dans les inflammations qui arrivent dans les parties qui reçoivent leur ſang des quatre premieres *Inter-coſtales*, que de ſaigner du pied dans les cas où les inférieures ſont engagées. Ce riſque cependant ne ſeroit pas infiniment grand, même dans le cas de cette diſtribution particuliére des artéres; parce que la *Thorachique* antérieure qui vient conſtamment de la *Sous-claviére* ou de l'*Axillaire*, communique toujours avec les *Inter-coſtales* ſuperieures.

Inter-coſtales ſupérieures qui portent le ſang à cette partie de la poitrine, viennent auſſi des *Sous-claviéres* d'où la *révulſion* ſe fait par cette ſaignée, qui détermine dans l'*Aorte* inférieure une partie du ſang qui ſe ſeroit porté dans les vaiſſeaux ſupérieurs.

3°. C'eſt par cette raiſon enfin, que cette ſaignée eſt ſi recommandée & ſi efficacement employée, pour prévenir les engorgements, les embarras, les inflammations, les appeſantiſſements du cerveau, quand on a ſujet de craindre ces maux, ou pour y remédier quand ils ſont formez ; parce que les artéres *Carotides* & *Vertébrales* qui portent le ſang à la teſte, ou ſont expoſées par elles-mêmes à la révulſion que la ſaignée du pied cauſe, ce qui eſt vray à l'égard de la *Carotide* gauche, ou elles participent du moins à celle que ſouffrent les *Sous-claviéres* d'où elles prennent leur origine ; ce qui regarde l'artére *Carotide* droite, & les deux *Vertébrales*.

G iij

Outre la *révulsion* que la saignée du pied cause à l'égard des artéres supérieures, qui est constante & *absoluë* ; elle peut en produire une *variable* à l'égard des artéres collatérales qui naissent du tronc même de l'*Aorte* descendante, où la saignée attire la *dérivation* directe. C'est par là que la saignée du pied droit pourroit peut-estre devenir utile dans les maladies du pied gauche : mais nous avons remarqué plus d'une fois, que cette *révulsion* n'a aucun effet ; ou ce qui revient au même, que l'effet qu'elle peut avoir, est anéanti quand les vaisseaux sont pleins de sang. Dans ce cas là la saignée du pied, loin de produire aucune *révulsion* à l'égard des artéres collatérales, doit y produire au contraire une *dérivation* réelle. Si l'on pouvoit donc attendre quelqu'utilité de cette espéce de *révulsion*, par l'usage de la saignée du pied, ce ne pourroit estre qu'après qu'on auroit vuidé les vaisseaux par plusieurs saignées réïtérées ; & ce n'est que dans ces

circonſtances qu'il feroit peut-eſtre permis de l'employer : encore même l'expérience n'a-t-elle point autoriſé juſqu'icy cet uſage. Mais il eſt vray pourtant, que l'exemple de la ſaignée du col,
qui ne peut remédier aux embarras du
cerveau que par une *révulſion* de cette
eſpéce, & qui agit cependant avec ſuccès dans les engagements que le ſang y
contracte, lorſqu'on a eu ſoin de bien
déſemplir auparavant les vaiſſeaux ; cet
exemple, dis-je, porteroit à préſumer
qu'on pourroit tirer le même avantage de la ſaignée du pied, dans des circonſtances pareilles.

On peut conclure de tout ce que
nous venons de dire, 1.° Que la ſaignée
du pied ne convient point, ſur tout au
commencement, dans les maladies inflammatoires, ni dans les engorgements d'aucune des extrémitez inférieures, ni d'aucun des *viſcéres* du bas
ventre, non plus que dans les * tenſions

* Un peu d'attention à la doctrine de ce chapitre, ſuffira pour faire comprendre qu'il y a en effet des tenſions du ventre, qui doivent augmenter par la ſaignée du pied : mais

de cette partie ; parce qu'elle attireroit sur ces parties une *dérivation* considérable, qui y détruiroit l'effet de l'*évacuation*, & qui par conséquent, seroit

qu'il y en a d'autres cependant, ausquelles ce même reméde doit estre utile. En effet, quand c'est le sang qui, à raison de sa *raréfaction*, ou de sa consistance, ou de son retour empesché vers le foye, à l'occasion de l'engorgement de ce *viscère*, &c. quand c'est le sang, dis-je, qui s'est arresté dans les extrémitez des vaisseaux sanguins, ou qui a enfilé la route des *lymphatiques* ; en un mot, quand c'est l'inflammation dans le bas ventre, qui produit la tension qu'on y observe, il est clair qu'un nouvel abord du sang dans cette partie doit mettre les vaisseaux trop pleins & trop dilatez, en danger de se rompre ; on doit au moins, les pousser à un dégré de gonflement plus considérable & plus douloureux. Il n'en est pas de même quand la tension du *ventre* est la suite du peu de ressort des fibres de l'estomac & des intestins, en conséquence de la pression que les nerfs de ces parties souffrent dans leur origine, comme cela arrive dans les fiévres malignes (ainsi que nous l'expliquerons en traitant de cette maladie) alors la saignée du pied, en détournant le sang

du cerveau, donne occasion aux esprits de couler librement dans ces parties, & de communiquer à leurs fibres un ressort qui contrebalance & qui vainque même l'effort que l'air & les matiéres contenuës dans leur cavité, font pour en écarter les *parois* ; ce qui donne lieu à l'augmentation du volume du ventre, qu'on distingue de l'autre ; parce qu'elle est sans résistance & sans douleur. Enfin cette saignée est suivie d'un grand succès, quand la tension douloureuse du ventre est causée par le froncement *convulsif* des fibres ; ce qui empesche, & les sucs de s'échapper des *glandes*, & ceux qui sont déja dans le canal *intestinal*, d'estre chassez par le mouvement des intestins dont les fibres, ainsi que celles du *sphincter* de l'*anus*, sont dans une contraction constante ; serrement dans le tissu *fibreux*, qui étranglant aussi les vaisseaux sanguins, gêne le cours du sang. Dans ces circonstances qu'on observe ordinairement dans les personnes *vaporeuses*, & qui ont cela de particulier, que la tension & la douleur ne se trouvent pas accompagnées de la fiévre, & que la tension est plus propre à augmenter le mal qu'à le diminuer.

2.º Qu'elle ne doit point réüffir non plus, par la même raifon, dans les pertes de fang qui fe font de quelqu'une des parties dont les artéres viennent du tronc de l'*Aorte* inférieure ; parce que la *dérivation* qu'elle attireroit dans le tronc de cette artére, & dans tous les rameaux qui en naiffent, feroit aborder le fang plus vîte & plus abondamment aux vaiffeaux ouverts par où il s'échappe.

3.º Qu'elle convient au contraire, dans tous les cas où il s'agit fimplement

confidérablement moindre que la douleur laquelle eft portée prefque tout à coup au plus haut point ; alors , dis-je , la faignée du pied , en modérant le cours des efprits, & le rendant plus égal & plus regulier, diminuë le froncement qui caufe tout le défordre , & remédie prefque en un moment à ces fortes de tenfions & de douleurs.

C'eft en réfléchiffant fur les différentes caufes de la tenfion du ventre , qu'on peut concilier les fentimens contraires des Médecins fur l'u-

fage de la faignée du pied dans cet accident ; les uns la veulent profcrire dans cette occafion, comme très nuifible : les autres la recommandent comme efficace dès que le ventre leur paroift tendu. Les uns & les autres appuyent leurs avis fur des obfervatio s : mais faute d'avoir démelé avec précifion les cas particuliers & les circonftances qui les caractérifent, leur décifion, qui n'eft jufte que pour quelques cas , ne fçauroit fervir de regle pour tous les autres.

de tirer du sang, & de diminuer ce qu'il y a de trop dans les vaisseaux : c'est un usage qui luy est commun avec toutes sortes de saignées.

4.º Qu'elle doit estre employée de même dans les femmes, pour provoquer ou pour hâter l'écoulement des *Regles;* pourvû qu'il n'y ait aucune menace d'inflammation à la matrice ; car dans ce dernier cas, par une suite de la *dérivation* qu'elle attire en bas, elle augmenteroit à la fois la quantité & la vîtesse du sang qui coule dans les vaisseaux *Utérins,* déja trop tendus & prêts à se rompre.

5.º Enfin, qu'elle doit réüssir dans toutes les maladies inflammatoires , qui ont leur siége dans les parties supérieures, sçavoir à la teste, au col, aux bras, & au haut de la poitrine jusqu'à la cinquiéme coste : mais qu'elle est infiniment & particuliérement utile pour prévenir les embarras & les inflammations du cerveau, quand on a sujet de les craindre, & pour dissiper ces

maux quand ils sont déja formez ; &
cela en qualité de saignée *révulsive*, qui
réünit à l'égard de ces parties les effets
de l'*évacuation* & de la *révulsion*.

L'utilité que la *révulsion* de la saignée
du pied produit dans les circonstances dont on vient de parler en dernier
lieu, est trop importante pour ne pas
mériter un détail plus étendu. L'ordre
que nous nous sommes prescrit, ne
nous permet pas de mettre présentement cette matiére dans tout son jour ;
parce qu'il nous reste encore à examiner les effets & les usages de la saignée
de la gorge, suivant la méthode que
nous avons suivie jusqu'icy : mais nous
ne perdrons pas long-temps de vûë une
partie si essentielle de nostre sujet ; nous
l'approfondirons incessamment ; & reprenant alors ce que nous venons de
dire en général sur la saignée du pied
dans les embarras du cerveau, nous en
ferons l'application aux principales
maladies où l'inflammation de cette
partie est à craindre, & où il convient

par conséquent d'employer la saignée
du pied : nous en démontrerons donc
l'utilité dans les fiévres continuës,
ardentes, malignes, & dans la petite
vérole. Nous nous étendrons sur cette
matiére; parce qu'il y a encore des Médecins qui refusent à cette saignée la
juste préference qu'elle doit avoir sur
celle du bras, dans ces occasions.

COROLLAIRE.

Comme les deux artéres *Iliaques*
naissent du même tronc; qu'elles en
sortent sous le même angle; & qu'elles ont un diamétre assez égal, il s'ensuit que, vers quelque artére *Iliaque*
qu'on détermine une nouvelle quantité de sang par la saignée, la *dérivation* qui y arrivera, sera égale, si l'on
tire une pareille quantité de sang; &
qu'elle sera aussi précisément égale dans
le tronc de l'*Aorte* inférieure, de quelque pied qu'on saigne. Or la *dérivation*
dans le tronc de l'*Aorte* inférieure ne
sçauroit estre égale, que la diminution

dans le volume du fang ne foit égale
auffi dans l'*Aorte* fupérieure ; c'eft-à-
dire, qu'il n'y arrive une *révulfion* pareille : & comme la diminution dans
la quantité du fang dans l'*Aorte* fupérieure , doit fe répartir uniformément
& proportionnellement dans toutes
fes branches , il eft clair qu'en faignant
de l'un des pieds , on ne foulagera pas
plus le cerveau, qu'en ouvrant la veine
de l'autre ; & auffi qu'on ne foulagera
pas, par ce choix, pluftoft un cofté de
la tefte que l'autre : donc il refultera
les mêmes effets pour les parties fupérieures, foit qu'on faigne du pied droit,
foit qu'on faffe la faignée du pied gauche : & par conféquent c'eft ignorer
l'*œconomie* du corps, que de fe déterminer plutoft pour l'un que pour l'autre,
par l'efpérance d'un plus grand fuccès :
& on ne doit donner la préference qu'à
celuy où la veine qu'on doit ouvrir,
paroît la meilleure.

Chapitre VI.

*Confirmation de la doctrine des précé-
dents chapitres, ou réfléxions sur une
dissertation * qui enseigne le contraire.*

IL paroît par tout ce que nous avons
dit dans les quatre derniers chapitres, que nous donnons la préference à
la saignée *révulsive* sur la *dérivative* ; &
que nous croyons même l'une aussi
utile, que l'autre doit estre ordinairement dangereuse. Les raisons que nous
avons employées pour establir la différence de leur succès, nous semblent dé-
cisives : mais comme un Auteur de
réputation pense autrement, & que
cela pourroit jetter des doutes sur la
doctrine que nous avons avancée, on
nous a fait sentir qu'il estoit necessaire
d'examiner ce que *M. Bianchi* enseigne sur cette matiére, & de prouver

* *Joannis Bianchi Histor.* | *tatio Epistol. de impedimentis*
hepatic. Part. 3. Tom. 2. pag. | *circulatis sanguinis in genere.*
811 Edit. novissim. disser- |

que cela ne fçauroit rien changer aux sentiments que nous n'avons adoptez qu'après avoir donné à cette matiére, qui eſt veritablement importante, toute l'attention dont nous sommes capables. Nous interrompons donc icy le fil de noſtre traité, qui eſtant tout fondé ſur les mêmes principes, ne peut eſtre continué que nous n'ayons donné des éclairciſſements ſur ce point *théorique* & *pratique*. Ce ſera une eſpéce *d'épiſode* : mais cette *épiſode* eſt ſi bien liée au fonds du ſujet, qu'elle en fait pour ainſi dire la baſe ; & que ſans elle nous n'aurions rempli noſtre projet qu'imparfaitement.

M. Bianchi examine d'abord dans la diſſertation dont il s'agit, quelles ſont les cauſes ou les réſiſtances qui peuvent ralentir le cours de la circulation : la doctrine qu'il y enſeigne, ne paroît pas mériter une grande attention.

1.º Elle eſt fondée ſur une fauſſe ſuppoſition. *M. Bianchi* ſuppoſe que les artéres ſont d'une figure conique ,

CHAPITRE VI.

& qu'elles se retrécissent en s'éloignant du cœur; & qu'ainsi, le sang passe d'un lieu vaste dans un endroit plus serré. Le contraire cependant est démontré. La somme des calibres des différentes *ramifications* d'un tronc artériel, est toûjours plus grande que le calibre de ce tronc : ainsi le sang, en coulant dans les artéres, loin de passer d'un canal plus large dans un plus estroit, passe au contraire, d'un canal plus estroit dans des canaux qui pris ensemble luy offrent un chemin plus large.

2.º On y avance des propositions fausses. *M. Bianchi* prétend depuis la *page* 818. jusqu'à la *page* 820. que les colomnes de sang qui vont heurter obliquement contre la surface intérieure des *parois* des artéres, & qui se réflechissent obliquement ensuite sur l'axe de ces mêmes artéres, contribuent à ralentir le mouvement du sang qui y coule. Cependant le sentiment commun des Physiciens, est que ces colomnes contribuent au contraire,

à hâter

à hâter la progreſſion du ſang : & c'eſt
en effet à l'augmentation de vîteſſe que
ces colomnes réflechies communiquent, qu'on a accoûtumé d'attribuer
l'accélération qui ſurvient aux liquides
qui paſſent d'un lit large dans un lit
plus eſtroit ; parce qu'il arrive alors,
qu'une 'partie des colomnes latérales
eſt réflechie ſur l'axe du courant de
ces liquides, & fait marcher en avant
le liquide qui eſt à l'axe, plus vîte qu'il
ne faiſoit auparavant.

3.° Ce qu'on y dit des cauſes qui
peuvent ralentir le cours du ſang, n'eſt
ni complet, ni aſſez développé. *Il n'eſt
point complet ;* on n'y fait que parcourir
au hazard quelques-unes des cauſes qui
peuvent produire cet effet, ſans indi-
quer les claſſes générales ſous leſquelles ces differentes cauſes doivent eſtre
rangées ; ce qu'il faudroit faire pour
en donner une idée générale qui fût
exacte. Ce qu'on en dit, *n'eſt point aſſez
développé,* quoyqu'on ait cependant employé pour le dire, beaucoup plus de

Part. I. H

paroſes qu'il ne faudroit pour le démontrer & pour l'expliquer en détail.

4°. Ces réfléxions n'intereſſent en rien le ſyſtême que nous ſuivons; & par conſéquent, nous n'avons aucun intereſt à en relever les autres deffauts.

C'eſt à la page 834. que commence la queſtion qui peut nous intereſſer : c'eſt là qu'il examine les avantages & les déſavantages reſpectifs de la ſaignée *révulſive*, & de la ſaignée *dérivative*.

Il diſtingue pour cela deux ſortes d'embarras dans la circulation ; l'un où l'obſtacle ne ſçauroit eſtre ſurmonté par le nouveau dégré de force que la ſaignée *dérivative* procureroit au ſang qu'elle attireroit ſur la partie où l'embarras ſe trouve ; & l'autre, où l'obſtacle peut au contraire eſtre ſurmonté.

Dans le premier cas, il décide pour la néceſſité abſoluë de la *révulſion*, & il décide d'une maniére très forte & très affirmative. Je ne ſçay ſi la conformité qu'il y a entre nos ſentiments ſur ce point, me prévient; mais j'avouë que je n'ay trouvé que ces deux pages de la dissertation, dignes du nom de leur Autheur.

Dans le second cas, il prétend au contraire, qu'il faut employer la saignée *dérivative* par le moyen de laquelle, dit-il, l'obstacle sera emporté, & le cours naturel de la circulation rétabli. Il est vray qu'il avouë qu'il ne faut l'employer communément, qu'après avoir mis pluftoft en ufage la faignée *révulfive*, *post revulsoria præsidia*, page 840. fur quoy il cite un endroit de *Galien*, où cet Autheur marque la même chofe.

Mais en examinant ce fyftême avec foin, on fent qu'il eft pluftoft l'ouvrage d'une imagination vive, que la fuite d'une obfervation exacte; qu'il eft plus ingenieux que folide; & que les réfléxions fuivantes fuffifent pour le renverfer.

I. La diftinction qu'il fait du plus ou du moins de réfiftance que peut faire l'obftacle qui caufe l'embarras de

H ij

la circulation, eſt une diſtinction métaphysique. La médecine n'a point encore atteint à cette connoiſſance ; auſſi *M. B.* a-t-il la prudence de ne point entamer cette matiére; il renvoye à ſon amy à apprendre au Public les ſignes par le moyen deſquels on pourroit diſtinguer les dégrez de réſiſtance de l'obſtacle : mais il y a lieu de croire que ſon amy ſera auſſi prudent que luy.

I I. Dans l'incertitude où l'on eſt néceſſairement ſur cette matiére, la prudence veut qu'on ſe détermine toujours pour la *révulſion*, dans tous les embarras inflammatoires de la circulation. Pour en convenir il ne faut que péſer les inconvénients que l'on a à craindre dans l'un ou dans l'autre parti, en employant la ſaignée *dérivative* ou la ſaignée *révulſive*.

Dans le premier cas, on guérira peut-eſtre le malade fort promptement, ſi l'obſtacle ſe trouve en eſtat de céder au nouveau dégré d'impulſion que la *dérivation* communiquera au ſang qu'elle attirera fur la partie malade : mais auffi, fi cet obftacle ne céde pas, le malade fera par cette pratique expofé à un grand danger. On peut voir ce que *M. B.* en dit luy-même page 8 3 7. où il ne menace que de fuppuration & de gangréne, fi l'on employe une pareille faignée dans ce dernier cas. Au contraire, en pratiquant la faignée *révulfive*, il n'y a aucun danger à craindre pour le malade, de l'ufage de ce reméde, dans quelque eftat que l'obftacle fe trouve : il pourra fe faire au plus, qu'il guérira un peu plus tard ; mais il guérira enfin ; parce que fi la faignée *révulfive* fuffit, de l'aveu de *M. B.* pour réfoudre les obftacles les plus grands, à plus forte raifon devra-t-elle fuffire pour réfoudre des obftacles plus legers. Cela fuffit pour faire comprendre qu'on doit toûjours fe déterminer pour la *révulfion*, qui ne peut attirer aucun danger, & qui au pis aller, ne peut avoir d'autre inconvénient en guériffant fûrement, que de guérir plus lentement. On doit

Chapitre VI.

H iij

se souvenir là-dessus, que le véritable objet de la Médecine est de guérir *tutò*, & que guérir *citò* ne tient que le second rang.

III. Il est presque démontré qu'on ne doit point se flater de surmonter jamais, par le moyen de la *dérivation*, l'obstacle qui arreste le cours des liqueurs. Cet obstacle vient presque toûjours de trois causes qui concourent ensemble; 1.º de l'épaississement de la matiére qui doit couler dans le canal *obstrué*; épaississement qui rend cette matiére improportionnée au calibre du canal où elle devroit passer. 2.º du resserrement qui survient à ce canal, immédiatement au de-là de l'obstacle qui le bouche; & cela à raison de la dilatation que le sang qui s'accumule derriére l'obstacle, produit en déçà; dilatation qui cause nécessairement un resserrement, ou une espéce d'étranglement dans l'endroit du canal qui est immédiatement après l'obstacle, ou au point même où l'obstacle est placé;

comme on pourroit le démontrer. *
3.º de la compreſſion que les vaiſſeaux
ſanguins du voiſinage, trop pleins du
ſang qui y aborde, font ſur le vaiſſeau
engorgé ; ce qui en diminuë d'autant
le calibre. Or dans cet eſtat, que gagne-
ra-t-on en attirant par la *dérivation* le
ſang ſur la partie embaraſſée? On augmentera, j'en conviens, l'impulſion de
la matiére qui fait l'obſtacle : mais en
même temps on augmentera, 1.º l'é-
tranglement du vaiſſeau embarraſſé ;

* Comme la démonſtration de cette propoſition eſt d'une aſſez longue diſcuſſion, & qu'elle ſeroit abſolument *épiſodique* au ſujet que nous traitons dans ce chapitre ; nous la reſerverons pour l'occaſion, en cas qu'on nous attaque ſur cet endroit de noſtre ouvrage. Pour le preſent, je crois qu'il ſuffira d'en donner ſeulement quelque exemple qui confirme ce que nous avons avancé. C'eſt par la mécanique dont nous parlons, que les vents ramaſſez dans un endroit des boyaux, ſe ferment le chemin à eux-mêmes, en dilatant trop cet endroit des inteſtins, & reſſerrant dans la même proportion celuy où ils auroient dû ſe porter. C'eſt par la même cauſe que l'urine retenuë trop long-temps dans la veſſie, y cauſe un étranglement vers le col, qui l'empêche de ſortir, & qui oblige d'avoir recours à la ſonde qu'en introduit d'autant plus difficilement (toutes choſes d'ailleurs égales) que le fonds de la veſſie eſt plus dilaté par le volume du liquide retenu. Enfin cela ſe voit ſenſiblement & à l'œil ſur un bas de ſoye qu'on écarte ou qu'on élargit vers le milieu ; car ce qui eſt audeſſus & audeſſous de cet endroit, ſe retreſſit manifeſtement ; & l'on peut ſur cet exemple, juger de ce qui doit arriver dans la dilatation de toutes ſortes de canaux.

H iiij

parce qu'il eſt toûjours proportionné à
la dilatation qui ſe fait derriére l'obſtacle; & que cette dilatation augmente
à meſure que le ſang s'y porte en plus
grande quantité par la *dérivation*. 2.º
on rendra plus forte auſſi, la compreſſion que les vaiſſeaux collateraux peuvent faire ſur le canal où la liqueur eſt
arreſtée; parce qu'on augmentera la
plénitude de ces vaiſſeaux par la *déri-*
vation. Ainſi, tout compenſé, on perdra
autant qu'on gagnera : la matiére qui
forme l'obſtacle, n'avancera pas, & le
ſang qu'on aura attiré imprudemment
ſur la partie, mettra les vaiſſeaux en
danger de crever.

IV. Je dis plus; la *dérivation*, loin de
procurer la réſolution de l'embarras,
doit pluſtoſt l'empeſcher. Cela ſuit des
principes qu'on vient d'eſtablir, 1.º
elle ne peut procurer cette réſolution,
qu'en ce que le ſang abordant en plus
grande quantité & avec plus de vîteſſe,
dans le vaiſſeau où ſe rencontre la digue, le choc qu'il fait ſur l'obſtacle, en

devient plus grand, & peut suffire à
le faire avancer. 2.º mais de l'autre
costé la *dérivation* empesche cette résolution par deux causes; par la dilatation
qu'elle cause dans la partie du tuyau qui
précede celle où est l'embarras, par l'é-
tranglement que cela procure au de-lâ
de l'obstacle; & par la compression des
vaisseaux voisins, qu'elle augmente.
Or il est certain que la premiére de ces
deux causes par lesquelles la *dérivation*
nuit, est égale à la cause par laquelle
elle pourroit estre utile : en effet, le
choc que le sang peut faire sur l'obstacle, augmentera par la *dérivation*, à
proportion que la quantité & la vîtesse
du sang que la *dérivation* attire, augmentent elles mesmes. Mais la dilatation de
la portion du vaisseau, voisine de l'obstacle du costé d'où la liqueur est portée
jusqu'à luy, & l'étranglement de l'endroit du tuyau qui est au de-là de celuy
où se trouve la digue, augmentent
aussi à proportion que la quantité &
que la vîtesse du sang qui y aborde, sont

plus confidérables. Donc à cet égard,
on eft dans un parfait équilibre, fans
qu'il y ait ni à perdre ni à gagner pour
la réfolution de l'embarras : mais ce
qui ofte cet équilibre, c'eft la dilatation
des vaiffeaux voifins, qui augmente par
la *dérivation*, & qui en comprimant
plus fortement le canal où fe trouve
l'engorgement, s'oppofe à la réfolution
de la liqueur arreftée. Ainfi il eft évident que la *dérivation* nuit plus qu'elle
n'eft utile : on en conviendra encore
plus aifément, fi l'on confidére que la
fecouffe que le fang peut donner à ce
qui forme l'obftacle, n'eft guéres plus
forte à l'occafion de la *dérivation ;* parce
que le fang que la *dérivation* attire fur
la partie malade, trouvant de la réfiftance du cofté du canal embarraffé,
n'y coule qu'en petite quantité, & fe
détermine plus abondamment dans les
vaiffeaux collateraux où il trouve plus
de liberté à paffer ; ce qui fait que la
dilatation des vaiffeaux collateraux, &
par conféquent, la compreffion qu'ils

font fur le canal où le fang croupit, devient plus grande à proportion par la *dérivation*, que le choc par lequel l’obstacle est poussé, n’augmente par la même voye. Ce n’est pas tout; le battement de la partie du canal artériel qui est en deçà de l’obstacle, est une des causes les plus efficaces pour le faire avancer: or en employant la *dérivation* on arreste ou l’on ralentit au moins ce battement; car pour l’entretenir il faut d’un costé que les *parois* des vaisseaux soient écartez: mais il faut de l’autre qu’ils se resserent. Or ils ne peuvent point se resserrer, quand la cavité du canal qu’ils forment, est trop pleine de sang, comme il arrive par la *dérivation:* ainsi cette pratique, loin de favoriser la résolution de l’obstacle, doit au contraire y nuire évidemment.

En voilà assez pour faire voir que la *dérivation* ne peut point servir à procurer la résolution des embarras; qu’elle doit au contraire y nuire; qu’on risque par là de rompre des vaisseaux, & par

conféquent d'occafionner des fuppurations, ou mefme la gangréne; & que
tout au moins elle caufera des *obftructions* & des *Squirres* qui fuccéderont
aux embarras inflammatoires, & qui
n'y auroient pas fuccedé, fi on avoit
employé la *révulfion*.

La preuve de cette derniére conféquence eft claire. Comme la *dérivation*
ne peut pas réfoudre l'embarras, & que
cependant elle augmente l'impulfion
du fang qui aborde dans le canal où s'eft
formé l'engagement, fon effet doit fe
réduire ou à crever ce canal, ce qui
produira une *extravafation*, & par conféquent une fuppuration, & peut-eftre
la gangréne, ou au moins à preffer, fou-
ler, condenfer, durcir la matiére qui fait
l'obftacle; & cette matiére ainfi batuë
& durcie, produira des *obftructions*, &
& même un *Squirre* dans la partie; fuppofé qu'on foit affez heureux pour rétablir par une autre voye, ou par le
feul fecours de la nature, le cours de la
circulation, & qu'on garantiffe par là

le malade, du danger dont il eſtoit menacé. On n'a pas ſujet d'appréhender cet inconvénient, quand on employe la ſaignée *révulſive* ; parce qu'alors, loin d'augmenter la preſſion que la matiére qui fait l'obſtacle, auroit dû ſouffrir , on la diminuë au contraire ; & qu'on donne par là à cette matiére le moyen de s'eſtendre, de ſe raréfier, & de ſe fondre.

V. Il paroiſt que *M. Bianchi* a ſenti les inconvénients que nous venons d'expoſer. Il auroit dû dans ſes principes conſeiller la *dérivation* dès le commencement de l'embarras. On ne ſçauroit trop ſe hâter d'employer un remede efficace : & d'ailleurs il eſt évident que ſi la *dérivation* peut jamais forcer l'obſtacle à avancer, c'eſt dans le commencement qu'elle le peut le plus efficacement. C'eſt alors que la *dérivation* attire la plus grande quantité de ſang , & qu'elle l'attire avec la plus grande force : c'eſt donc alors qu'elle augmente le plus le choc du ſang contre l'obstacle : cependant c'est alors que *M. Bianchi* n'ose pas conseiller cette *dérivation ;* il veut qu'on employe plustost la *révulsion :* & ce n'est qu'après ce secours qu'il propose la *dérivation.* Mais parler ainsi, c'est trahir la cause qu'on avoit entrepris de deffendre ; c'est avoüer que la *dérivation* abondante nuiroit plus qu'elle ne seroit utile. Nous convenons avec luy qu'il y a beaucoup moins d'inconvénients à craindre de la *dérivation ,* quand on l'employe après plusieurs saignées *révulsives ;* mais il faut qu'il convienne aussi avec nous, qu'il n'y a pas plus de succès à en attendre. Comme la quantité de sang est moindre alors dans le corps, la *dérivation* en attirera moins sur la partie malade. Par là il est vray que l'étranglement du vaisseau engorgé augmentera moins, de même que la compression qu'il souffre de la part des vaisseaux voisins : mais aussi la secousse que le sang pourra donner à l'obstacle, fera moins vive à proportion, & par conséquent la *dérivation* ne réüssira pas mieux à dissiper l'embarras, quand on l'employera après la *révulsion :* mais à la verité elle n'attirera pas de si grands inconvénients.

VI. La *théorie* que nous establissons, est authorisée par un exemple bien frappant. Il n'arrive que trop souvent aux femmes en couches, que les *vuidanges* sont diminuées ou supprimées avec des marques évidentes d'embarras, de *phlogose*, ou d'inflammation dans la matrice. Dans ce cas-là, tout le monde convient qu'il faut saigner; la question est de sçavoir d'où il faut le faire. Cependant on peut regarder aujourd'huy * comme un point décidé

* M. Mauriceau, sçavamment guidé par les Médecins de son temps, & instruit par ses propres observations, pratiquoit déja cette méthode, & il la conseille avec confiance. On peutvoir ce qu'il en dit dans les chapitres *de la suppression des vuidanges & de l'inflammation de la matrice après l'accouchement, tom. premier de son Traité des maladies des femmes grosses & accouchées.* On peut voir aussi ce qu'en a écrit le Sieur de la Motte Chirurgien & Accoucheur de Vallognes, dans son Traité complet des Accouchements, livre cinquiéme, chap. sixiéme, des vuidanges qui coulent durant les couches de la femme, & de celles qui sont supprimées ; & chap. septiéme de l'Inflammation de la matrice, où cette pratique de la saignee du bras est appuyée par plusieurs observations considerables, & par d'heureux succès

chez les bons Praticiens, que si les *vui-*
danges sont supprimées, ou quand même
il y auroit encore quelque *suintement*
soit blanc, soit sanguinolent, si l'inflammation & la douleur qui l'accompagnent, sont considérables, il faut saigner du bras pour faire une *révulsion;*
& que par ce moyen on calme l'inflammation, & on restablit les évacuations importantes dont la suppression
cause tant de désordres. Or il est visible qu'il faudroit se conduire d'une
maniére toute opposée, si le raisonnement de *M. B.* estoit fondé; &
qu'il faudroit dans ce cas toûjours saigner du pied : car si l'on pouvoit jamais
esperer de forcer l'obstacle qui arreste
le cours du sang, ce seroit alors; circonstance où on n'auroit que peu de
chemin à luy faire faire pour débou-
cher les canaux qui aboutissent dans la
cavité de la matrice; cas où au lieu d'a-
voir à le faire avancer par des tuyaux
capillaires, petits & entortillez (ce qui
arrive pour l'ordinaire) on n'auroit
qu'à

qu'à le pousser par des tuyaux assez
courts & assez droits. De fréquents
succès, observez avec toutes les pré-
cautions qui peuvent garantir de l'illusion, font assez comprendre le peu
de cas que l'on doit faire du raisonnement de *M. B.* car en adoptant ses
idées, on se détermineroit necessaire-
ment à prendre un parti contraire à
celuy dont l'experience fait le plus solide éloge.

Nous venons de prouver les avan-
tages de la saignée *révulsive,* sur la *déri-*
vative ; ou pour mieux dire, nous avons
fait voir que la premiére est aussi propre à diminuer les embarras inflammatoires, que l'autre est capable de les
augmenter. Il est vray que jusqu'à
present nous avons parlé dans la supposition que les inflammations ne font
que l'engorgement des vaisseaux capillaires sanguins, ce qui est le sentiment de M. *Bianchi,* & le plus généralement reçû : mais nous n'avons pas
besoin de nous borner à cette seule

opinion, qui peut estre contestée, pour démontrer cette verité. Elle n'est pas moins évidente dans le système de quelques fameux modernes, qui ont establi depuis peu, que l'inflammation dépend de l'irruption des globules du sang dans les artéres *lymphatiques ;* en effet, ou l'introduction de la partie rouge du sang dans les *lymphatiques*, est la suite de la dilatation des artéres capillaires sanguines, à l'occasion de laquelle les embouchûres des *lymphatiques* qui y prennent naissance, s'élargissant, permettent aux globules de s'y insinuer : ou bien elle dépend de l'impetuosité avec laquelle le sang abordant dans les artéres sanguines, force les orifices des *lymphatiques* qui en sortent. Or dans l'un & dans l'autre cas, la saignée *dérivative* peut estre nuisible ; tandis que la *révulsive* doit nécessairement soulager : Car comme par la *dérivation* le sang est déterminé plus abondamment & avec plus de force vers les artéres qui répondent aux veines d'où l'on tire du fang, il arrive tout à la fois, & que les globules font plus en eſtat de forcer les bouches des *lymphatiques*, en faiſant, pour ainſi dire, l'office de coin, & qu'ils trouvent moins de réſiſtance dans ces mêmes embouchûres pour s'y introduire. Cela eſt aiſé à concevoir; le volume du fang, & fon impétuoſité augmentant en même temps par la ſaignée *dérivative*, dans tous les rameaux artériels qui partent du même tronc, que celuy qui répond à la veine ouverte, donnent plus de facilité aux globules du fang de vaincre la réſiſtance des orifices des *lymphatiques*; quand elle demeureroit la même qu'avant la ſaignée: puiſqu'ils les heurtent plus rudement à cette occaſion, & diminuënt dans le même inſtant cette réſiſtance, en aggrandiſſant la bouche des tuyaux *lymphatiques* qui s'entr'ouvrent à meſure que les artéres ſanguines acquiérent plus de capacité, par l'extenſion qu'un nouveau volume du fang leur procure néceſſairement.

I ij

Ce n'eſt pas tout encore : comme la ſaignée *dérivative* attire non-ſeulement le ſang dans les vaiſſeaux ſanguins, dont les productions *lymphatiques* ſont déja tenduës par la partie rouge qui s'y eſt introduite, c'eſt-à-dire, dans le point de l'inflammation ; mais auſſi dans tous les vaiſſeaux ſanguins qui ſont dans le voiſinage, & qui reçoivent le ſang du même tronc, il faut qu'ils acquiérent plus de volume à cette occaſion. Cela ne peut arriver que l'*extravaſation* de ce qui eſtoit engorgé, ne ſurvienne, ou que l'inflammation ne s'étende. La preuve en eſt facile : les vaiſſeaux ſanguins, par ce ſurcroît de ſang attiré par la ſaignée, ſe gonflent néceſſairement ; donc ils preſſent les *lymphatiques* qu'ils accompagnent : cette preſſion empêche la *lymphe*, à laquelle les globules du ſang ſe ſont meſlez, de continuer ſa route ; ainſi cette preſſion ſemblable à une ligature, donne lieu aux vaiſſeaux *lymphatiques* engorgez de ſe dilater davantage entre leur origine, & le lieu de la compression. Cette dilatation, si elle n'est portée que jusqu'à un certain point, élargit leurs orifices, & fait que de nouveaux globules qui n'y seroient pas entrez, s'y insinuent : ainsi la tension, la douleur, la rougeur, en un mot l'inflammation devient plus forte. Mais si cette extension est encore plus violente, les vaisseaux *lymphatiques* crévent, & les liqueurs qu'ils contiennent, s'épanchent ; ce qui produit dans la suite, des suppurations : ou enfin si cette dilatation ne suffit pas pour qu'il arrive des crévasses, elle suffira au moins à empêcher ces vaisseaux de reprendre leur ressort ; ce qui nuira à la guérison, & la rendra plus lente.

Ce n'est pas la seule maniére dont la saignée *dérivative* peut augmenter l'inflammation dans la nouvelle hypothése sur le siége de cette maladie ; car ainsi que nous l'avons dit, le sang qui coule dans tous les rameaux artériels qui partent du tronc par où se fait la *dérivation*, ayant plus de mouvement qu'il

I iij

n'auroit eu sans cette circonstance,
(puisqu'il n'a pas esté obligé d'en perdre autant, en le communiquant à celuy qui fuit devant luy pendant la saignée,) il heurte plus violemment les
orifices des artéres *lymphatiques*, il les
force, & fait irruption dans leur cavité; ce qu'il n'auroit pû faire, s'il avoit eu
quelque dégré d'impétuofité de moins
en y abordant : ce fang, dis-je, aprés
avoir pû vaincre la réfiftance que luy
offrent naturellement les embouchûres
des *lymphatiques*, & s'eftre gliffé dans
ces tuyaux, les doit dilater, & faire
une preffion fur les vaiffeaux fanguins
qui font couchez dans leur voifinage;
ce qui y retenant le fang, eft caufé
qu'ils acquerront plus de volume; &
par conféquent, que les *lymphatiques* qui
en fortent, feront plus aifément péné-
trez par les globules du fang, qui feront
d'autant plus d'effort pour y entrer,
qu'en même temps le fang a efté pouffé
plus abondamment dans les artéres
fanguines, comme nous l'avons établi,

& qu'il n'y peut continuer librement
fon cours, en conféquence de la preffion que les vaiffeaux *lymphatiques* y
produifent : ainfi le fang appellé dans
cette partie par la faignée *dérivative* ,
fe déroutera pour s'échapper dans des
lymphatiques où il n'entroit pas auparavant : D'où il fuit que, non feulement ceux qui avoient commencé
à recevoir des globules du fang, en ad-
mettront davantage , mais que plufieurs qui eftoient libres, & dont le
diamêtre eftoit naturel, fe chargeront ;
ce qui rendra l'inflammation non-feu-
lement plus forte, mais fera caufe qu'elle s'eftendra fur un plus grand nombre
de parties : & par conféquent la faignée
dérivative eft encore plus manifefte-
ment nuifible dans cette nouvelle hy-
pothéfe, que dans celle où l'on eftablit
que l'inflammation dépend d'un obftacle que le fang trouve dans les vaiffeaux fanguins mêmes. Mais la *révul-*
five n'a aucun de ces inconvénients,
& eft réellement avantageufe dans la

I iiij

suppofition que ce font les *lymphatiques* qui s'engorgent de fang dans l'inflammation : un peu d'attention fuffit
pour fentir cette verité.

En détournant le fang vers un endroit oppofé à celuy où il fait irruption,
il faut qu'il foit porté moins abondamment & avec moins de force dans le
lieu où il a commencé de fe dérouter :
donc les vaiffeaux fanguins en feront
moins dilatez : donc les embouchûres
des *lymphatiques* en feront moins élar-
gies ; puifque la diftenfion des artéres
fanguines d'où ils prennent naiffance,
eft moins confidérable : donc pendant
ce temps-là, ces orifices tenus moins
dilatez reprendront leur reffort, fe ref-
ferreront, & offriront dans la fuite une
plus grande réfiftance aux globules du
fang qui fe prefenteront pour y entrer :
Et comme en même temps que le fang
eft moins porté dans la partie enflammée, il arrive auffi qu'il y aborde
avec moins de violence ; il ne continuëra pas à forcer ces embouchûres des

lymphatiques: ainsi elles auront le temps & la liberté de reprendre leur diamétre naturel. D'ailleurs en éloignant le sang de l'endroit où il est trop abondamment accumulé, non seulement les vaisseaux sanguins, d'où les *lymphatiques* déja gorgez de sang tirent leur origine, s'affaissent; mais aussi ceux du voisinage: il s'ensuit que les *lymphatiques* qui les pressoient, & qui en estoient pressez à leur tour, seront moins comprimez & moins gênez. Donc la liqueur qu'ils contiennent, loin d'estre obligée de les dilater, ou même de les rompre, pourra continuer librement son cours; les globules de sang qui y estoient déja entrez, seront délayez: & enfin l'inflammation qui ne sera pas soutenuë par une nouvelle recruë de sang, se dissipera.

Il ne reste qu'à répondre aux observations que *M. B.* allégue pour confirmer ce qu'il avance; sur quoy il faut remarquer.

1.° Qu'il n'y a rien de si bien establi

en Médecine, qui ne puisse estre détruit par quelqu'observation ; je ne dis pas par des observations douteuses , mais par des observations incontestables. La nature a des ressources qui sont audessus de nos lumiéres & de nos espérances : & il arrive souvent que par son secours les Malades guérissent nonobstant la violence du mal , & la mauvaise application des remédes qu'on employe. Dans ce cas, vouloir conclure qu'un reméde est utile à un mal, parce qu'un malade qui l'a fait , est guéri fortuiment ; c'est introduire un *Pyrrhonisme* universel dans la Médecine : c'est vouloir conclure que la saignée n'est pas nécessaire dans la *Pleuréfie* , parce qu'il y a des gens qui guérissent par hazard de la *Pleuréfie* sans estre saignez. Les observations particuliéres que *M. Bianchi* rapporte , peuvent estre de cette espéce : il est au moins certain qu'elles ne sont ni assez constantes, ni assez avérées pour mériter une grande attention.

2.º Ces observations se réduisent à celle de *Galien* sur la *Sciatique* guérie par la saignée du pied ; à celle de *M. Lancisi* ; & à celle de *M. Bianchi* à l'occasion d'une *Erésipéle*.

Les observations de *M. Lancisi* regardent le commencement de la gangréne dans un des pieds , où il prétend avoir expérimenté que la saignée du même pied avoit esté utile : mais il y a lieu de croire que cela n'a réüssi que dans une menace de gangréne qui venoit du trop grand relàchement de la partie ; dans lequel cas il n'est pas difficile de comprendre que la *dérivation*, en échauffant la partie malade , ranimant le cours du sang qui y circule, & communiquant un peu plus de tension, a pû prévenir la gangréne qu'on appréhendoit : mais le contraire seroit arrivé, si la grangréne fût venuë à la suite d'une inflammation violente.

Il faut expliquer de même le succès de la saignée des *Ranules* pour la paralysie de la langue : car s'il est bien vray qu'on en ait jamais éprouvé un succès heureux, cela n'a pû arriver que lorsque la paralysie venoit du relâchement des fibres de cette partie, & quand il n'a fallu qu'y attirer du sang pour y remédier.

Il faut remarquer le peu d'exactitude de *M. Lancisi*, qui dit que l'ouverture de la veine à la cuisse ou sous le genou, emporte les obstacles qu'il y a dans les vaisseaux de la cuisse, de la moële de l'épine, & de la base du cerveau. C'est confondre des effets très certains avec des effets très faux, ou tout au moins très douteux. *

Je crois qu'on doit expliquer de

---

* On ne sçauroit disconvenir en effet que, si la saignée du pied dégageoit les vaisseaux de toutes ces parties, ce seroit en operant diversement, & d'une maniere même tout-à-fait opposée; elle donne lieu au degorgement de ceux du cerveau, & des endroits de la moële qui reçoivent leur sang des rameaux de l'*Aorte* superieure, en empeschant le sang de s'y porter aussi abondamment. Cet effet est certain; & si elle debarasse ceux de la cuisse, c'est en y attirant une nouvelle quantité de sang, & en l'y determinant avec plus d'impetuosité; ce qui peut souvent augmenter l'engorgement, si ce n'est dans les troncs, du moins dans les capillaires. Ainsi malgré l'estime respectueuse qu'on ne peut refuser à ce grand homme, il se trouvera plus des Medecins qui admireront son courage, qu'il n'y en aura qui oseront imiter sa conduite.

même l'observation de *Galien*, qui
assure qu'il a guéri des *Sciatiques* en un
jour par la saignée de la cuisse. Il falloit
assûrément que ces *Sciatiques* ne vîns-
sent que *ex scrofa colluvie*, c'est-à-dire,
d'une *lymphe* qui croupissoit entre les
muscles, & dont il n'étoit question
que de hâter le mouvement ; ce que
la *dérivation* a pû faire : mais ce cas
ne ressemble en rien aux inflammations.

A l'égard de l'observation de *M.*
Bianchi qui a guéri, dit-il, une *Eréfi-*
péle à la mammelle droite, & au bras
du même costé, en saignant du même
costé ; je ne sçaurois en rendre aucune
raison, & je suis persuadé que dans ce
cas-là, si la guérison survint, c'est parce
que le secours de la nature fut plus
puissant que le mal, & que le reméde
que le Médecin employoit pour le guérir, & qui dans le fond estoit pourtant nuisible.

Après tout, qu'on nous permette
de le dire, nous ne croyons pas estre

obligez de ſouſcrire aux déciſions de *M. Bianchi* ſur la pratique, à l'éxercice de laquelle il ne ſe preſtoit, pour ainſi dite, qu'à regret: puiſque nous ne le regardons pas même comme exact ſur les choſes auſquelles il s'eſt uniquement appliqué. L'Anatomie, qui a toûjours eſté ſa principale occupation, & à laquelle il donnoit ſon temps avec gouſt & avec reconnoiſſance, nous en fournit des preuves ſans replique : On n'a qu'à jetter les yeux ſur les planches qu'il a fait graver d'après nature, dit-il, pour ſentir qu'elle ne luy eſtoit pas aſſez connuë : & quand on n'examineroit que les quatre premiéres, on trouveroit un champ vaſte pour une ſolide critique. Ses explications démontrent que les fautes qu'on apperçoit dans les figures, luy appartiennent ; & nous avons en main de quoy en relever un grand nombre : il faut qu'elles ne ſoient pas délicates, puiſqu'elles ne nous ont pas échappé. Les Anatomiſtes de profeſſion imiteront ſans doute le célébre

M. Morgagni, qui a fait d'utiles & sça-
vantes remarques sur les méprises où
nostre Auteur estoit tombé dans les
premiéres éditions de son Ouvrage,
& dont il cherche dans celuy - cy à
éluder la force par la finesse & la sub-
tilité de son esprit : en attendant, nous
aurions mis au jour les erreurs les plus
frapantes de ce livre ; mais cela seroit
icy hors d'œuvre: & nous nous serions
même dispensez d'en parler , si nous
avions pû trouver un moyen aussi sûr
pour nous justifier du peu de respect
que nous témoignons pour la maniére dont cet Auteur a coutume d'observer : mais son imagination domi-
nante luy fait voir dans tout ce qu'il
envisage, précisément ce qu'il souhaite
y trouver ; rien ne pouvoit aussi bien
le prouver, que ce que nous avons esté
forcez de dire.

Les raisons que *M. B.* oppose à
nostre sentiment , sont legéres en
comparaison des difficultez que le succès du vomissement dans les maladies

de la teste, & de l'application des
langsuës dans le gonflement des *hémorrhoïdes*, femble fournir contre nous
en faveur de la *dérivation*. Comme il
nous importe de ne laiffer aucun doute
fur cette matiére, ces deux objections
méritent d'eftre éclaircies avant que
de finir ce chapitre.

Il eft certain que le vomiffement
détermine le fang avec impétuofité
vers le cerveau, dans les efforts redoublez qu'on fait pour vomir : l'*Aorte*
defcendante fe trouve comprimée ; &
comme elle eft par là hors d'eftat de
recevoir autant de fang qu'à l'ordinaire, il faut que celuy que le cœur
pouffe dans le tronc de l'*Aorte*, fe porte
plus abondamment dans les rameaux
fupérieurs, & par conféquent au cerveau. Cependant l'expérience fait voir
que le vomiffement convient dans
les embarras qui attaquent le dedans
de la teste. C'eft le reméde le plus
prompt & le plus efficace qu'on puiffe employer dans l'*Apoplexie*, dans la
Léthargie,

Léthargie, dans les transports au cerveau, &c. Il y a donc des cas où il importe d'augmenter l'impétuosité & l'abondance du sang qui coule vers une partie, pour procurer promptement la résolution des embarras qui y interrompent la circulation ; & cela suffit pour faire tomber tout ce que nous avons dit contre l'usage de la saignée *dérivative*. Si le sang, poussé avec force vers le cerveau par l'effort du vomissement, contribuë à dissiper les engorgements déja formez dans cette partie, on doit attendre un effet pareil du sang que la saignée *dérivative* attire sur les parties déja enflammées, ou prestes à le devenir : & le nouveau dégré d'impulsion que cette saignée luy communique, doit servir à entraîner les obstacles qui produisent l'inflammation, ou qui la font craindre ; & rétablir de cette maniére le cours ordinaire de la circulation.

Voilà ce qu'on peut dire de plus fort pour la *dérivation :* mais il est aisé

Part. I.						K

de faire voir que cela ne l'est pas affez
pour renverfer les principes qui nous
ont obligez à la condamner. Nous convenons que le vomiffement détermine
le fang plus vîte & plus abondamment
vers le cerveau; mais cela ne nous porte point à croire, qu'on foit bien fondé à attribuer à cette caufe les bons
effets que le vomiffement a accoûtumé de produire dans les embarras de
la tête, & principalement dans les maladies *foporeufes*. Nous fçavons que le
vomiffement fait cracher du fang à
ceux qui ont la poitrine mauvaife ou
délicate; parce qu'il pouffe le fang avec
trop de rapidité dans les poulmons.
Nous fçavons qu'il rougit fort fenfiblement les yeux; qu'il excite fouvent
le faignement de nez, & que, lorfque
le vomiffement fe fait avec de grands
efforts, le vifage fe couvre de taches
rouges, qui durent même quelquefois
plus d'un jour: en un mot nous avons
des preuves qu'il dilate & qu'il force
même les vaiffeaux qui arrofent le

déhors de la teste. Loin donc d'attribuer les bons effets du vomiſſement
dans les maladies *ſoporeuſes*, à l'impétuoſité avec laquelle le ſang eſt pouſſé dans le cerveau, pour raiſonner
d'une maniére uniforme, il faut conclure que le vomiſſement doit en quelque maniere nuire dans les embarras
du cerveau par la rapidité avec laquelle il détermine le ſang vers les parties
ſupérieures: un fait connu de tout le
monde ſemble mener à cette conſéquence. On ſent dans les maux de
tête, que la douleur redouble chaque
fois qu'on vomit; cela démontre que
le gonflement & la tenſion des vaiſſeaux du cerveau augmentent à chaque effort que l'on fait pour vomir.
D'où l'on peut juger que ſi la ſecouſſe
que produiſent les vomitifs, n'eſtoit
accompagnée uniquement que de l'a-
bord impétueux du ſang vers le cerveau, & s'il n'arrivoit alors quelque
autre circonſtance à l'occaſion de laquelle cet inconvénient, qui met

K ij

inconteſtablement les vaiſſeaux du cerveau en riſque de crever, fût prevenu & même reparé avec uſure, on peut juger, dis-je, que les *émetiques*, loin de réüſſir dans ces occaſions, augmenteroient néceſſairement la dilatation des vaiſſeaux de la tête, & en écartant trop leurs membranes, les porteroient au de-là de leur reſſort : en un mot leur action forceroit les vaiſſeaux du cerveau, de la même maniére qu'elle fait ſouvent ouvrir ceux du nez : & on retireroit auſſi peu d'avantage des efforts du vomiſſement, que de ceux de la toux.

Ces réfléxions ſuffiſent pour faire voir que le ſuccès du vomiſſement dans les maladies de la teſte, ne vient point de l'impulſion nouvelle avec laquelle le ſang eſt alors pouſſé vers le cerveau. Cela détruit l'avantage qu'on prétendoit tirer de cet exemple en faveur de la *dérivation* ; & cela ſuffit pour nous mettre hors de tout intereſt. Pourvû qu'on convienne de ce point, chacun peut à son gré donner carriére à ses conjectures, pour tâcher d'expliquer le soulagement prompt que le vomissement procure dans les maladies de la teste. C'est sur ce pied-là que nous allons nous-mêmes proposer ce que nous croyons de plus plausible sur cette question.

Les vomitifs produisent une évacuation très grande & très prompte de tout ce qui est contenu dans l'estomac : ils expriment des glandes de l'estomac & des intestins, beaucoup de sucs qui y croupissent, & que les purgatifs ordinaires n'auroient pas pû évacuer. Cela doit les rendre utiles dans les maladies qui dépendent de la plénitude des premiéres voyes, & de la mauvaise qualité des sucs qui y sont contenus. C'est par là que le vomissement convient dans les affections du cerveau; parce qu'elles dépendent presque toûjours des cruditez des premiéres voyes, & de la mauvaise qualité des sucs qu'elles fournissent au sang.

K iij

C'eft par là auffi qu'il eft ordinairement fuivi d'un heureux fuccès dans
les maladies mêmes où il eft dangereux, tandis qu'il s'execute ; telles que
l'*éréfipéle* de la face, la *peripneumonie* ;
pourvû qu'on l'employe à propos, &
après avoir défempli d'avance les vaiffeaux par des faignées réïtérées.

D'ailleurs, comme en exprimant
les glandes de l'eftomac & du canal
inteftinal, celles-cy offrent moins de
réfiftance aux liqueurs qui y abordent
continuellement de la part du fang, il
faut qu'elles fe féparent abondamment:
& cette philtration eft d'autant plus
grande, que les fucs ont acquis plus de
fluidité & par le jeu de tous les mufcles qui entrent en contraction pendant le vomiffement, & par l'action
des parties mêmes des vomitifs qui
pénétrent dans le fang ; d'où il fuit
clairement que le volume de ce qui
eftoit contenu dans les vaiffeaux, diminuë par le vomitif, fouvent plus que
par plufieurs faignées. Or les vaiffeaux,

tant fanguins que *lymphatiques*, eftant fenfiblement moins dilatez, il doit arriver que la tenfion & la compreffon du cerveau, qui dépendoient du gonflement des tuyaux qui l'arrofent, diminuënt à proportion. D'où l'on peut conclure que les *émétiques* dégagent la tefte, non feulement en débaraffant les premiéres voyes de ce qui y croupiffoit, & en vuidant certains fucs qui, par leur mélange avec le fang, le difpofoient par leur caractére à s'arrefter ou à trop dilater les vaiffeaux du cerveau; mais auffi, qu'ils foulagent le cerveau en diminuant confidérablement le gonflement de tous les vaiffeaux du corps, & par conféquent de ceux de la tefte.

Cependant il faut convenir que le fuccès des *émétiques* eft quelquefois trop prompt, fur tout dans les maladies *foporeufes*, pour ne dépendre que de cette caufe : fouvent même ce fuccès arrive, fans que les efforts du vomiffement, quoyque redoublez, ayent

K iiij

produit aucune évacuation ; & l'on est
forcé dans ce cas de le rapporter à
quelque cause particuliére. Nous con-
jecturons donc que la même impression qui agit sur l'intérieur de l'estomac, qui met en jeu les fibres de ce
viscére, qui fait contracter en même
temps par les loix ordinaires des mouvements *sympathiques*, le *Diaphragme*,
& les muscles du bas ventre, fait resserrer aussi par une méchanique pareille la *dure-mere*, & l'oblige d'em-
brasser plus estroitement le cerveau.
Dans cette supposition, il est aisé de
comprendre que la *dure-mere*, en se
resserrant avec plus de force qu'à l'ordinaire, doit exprimer plus efficacement ce qui croupit dans les artéres,
dans les veines, tant sanguines que
lymphatiques, & dans les *sinus* du cerveau ; doit y hâter le cours des liqueurs ;
doit en rendre la circulation plus
prompte & plus libre ; & doit par ce
moyen donner lieu, d'une maniére très
prompte, au dégagement du cerveau ;

& doit reſtablir ainſi les fonctions qui ſont propres à cette partie.

Nous pouvons authoriſer noſtre conjecture par des exemples entiérement ſemblables. L'éternuëment débarraſſe quelquefois le cerveau; & cela vient, de l'aveu de tout le monde, de ce que l'irritation de la membrane *pituitaire* qui excite l'éternuëment, excite en même temps une contraction plus forte de la *dure-mere*. C'eſt par la même cauſe, que les *Apoplectiques* ſe trouvent ſi efficacement rappellez à eux-mêmes, quand on fait des impreſſions vives ſur l'habitude du corps ; parce que ces impreſſions, en ranimant le jeu de reſſort de la *dure-mere*, rendent la circulation plus libre, & facilitent l'expreſſion du ſang qui croupit dans le cerveau. Cela diſpoſe à croire que les impreſſions que les *émétiques* font ſur la membrane veloutée de l'eſtomac, doivent produire un effet pareil ſur la *dure-mere*. On ſe confirme dans ce ſentiment par la facilité avec

[...] e on explique dans cette hypo-
[...] ce qu'on feroit mal aisément
[... une] autre) pourquoy les vomitifs ont un grand succès dans l'*hydroce-
phalie*, maladie des enfans qui dépend
d'une sérosité abondante dont les ventricules du cerveau ne peuvent se débarrasser par l'entonnoir ; car dans ce
cas on ne voit pas un grand rapport
entre l'abord impétueux du sang vers
les vaisseaux du cerveau, & l'écoulement des eaux ramassées dans une cavité : mais on comprend sans effort,
que cette sérosité pressée plus vivement par le resserrement de la *dure-
mere*, qui embrasse plus fortement à re-
prises la masse du cerveau, doit faire
plus d'effort contre la digue qui s'opposoit à son cours ; & doit vaincre
enfin sa résistance quand elle n'est pas
insurmontable. On sentira encore
mieux que cela peut arriver par cette
méchanique simple, si l'on considére
que la glande *pituitaire*, dont l'embarras empeschoit cette sérosité de s'y

jetter, se trouve en même temps ex-
primée par le ressort augmenté de la
membrane qui l'enveloppe. On peut
rendre raison aussi facilement du soulagement que les vomitifs procurent
dans les gouttes *sereines* commençan-
tes, & dans les paralysies de différentes
parties où les saignées n'ont pas produit
un changement sensible; car cela vient
de l'expression d'une *lymphe* qui croupissoit dans ses vaisseaux à l'origine de
quelques nerfs qu'elle pressoit, ou d'u-
ne sérosité qui en relâchoit le tissu :
tous effets qui ont plus de liaison avec
l'augmentation du ressort de la membrane qui enveloppe le cerveau, qu'a-
vec l'impétuosité du mouvement du
sang dans les vaisseaux sanguins. On
déduit de la même maniére, pourquoy
les *émétiques* à forte dose réüssissent
beaucoup mieux dans les maladies du
cerveau qui dépendent d'une sérosité
qui en abreuve & en relâche la substance, que dans celles qui sont causées
par un engorgement inflammatoire de

ces vaiſſeaux. Le contraire devroit arriver, ſi les vomitifs n'agiſſoient pas
ſur le cerveau, en donnant occaſion à
quelque puiſſance d'exprimer ce qui
en affaiſſe le tiſſu ; mais en déterminant plus impétueuſement & plus
abondamment le ſang dans les vaiſſeaux de la teſte. Enfin on doit eſtre
d'autant plus porté à embraſſer noſtre
conjecture ſur la cauſe du ſuccès des
émétiques dans les maladies de la teſte,
qu'on a d'ailleurs des preuves de l'é-
troite ſympathie qu'il y a entre l'eſtomac & le cerveau. D'un coſté les dérangements de l'eſtomac produiſent
ſouvent la migraine, le vertige, l'*épi-
lepſie*, &c. & de l'autre, les coups de
teſte, la migraine, le vertige excitent
ſouvent le vomiſſement : ainſi tout
ſemble s'accorder pour nous faire comprendre que la contraction de l'eſtomac dans le vomiſſement, doit eſtre
accompagnée d'une contraction pareille de la *dure-mere* ; & que par ce
moyen, à meſure que l'eſtomac ſe

vuide, le cerveau doit se dégager d'une maniére très prompte & très efficace.

Les sang-suës qu'on applique aux *hémorrhoïdes* gonflées, vuident le sang qui y est contenu & qui en entretient le gonflement. Par ce moyen, à mesure qu'elles diminuënt la résistance qui s'opposoit au cours du sang de ce costé là, elles doivent augmenter à proportion la quantité de celuy qui y aborde ; & y attirer ainsi un *dérivation* réelle. Cependant l'application des sang-suës, loin de nuire dans le gonflement des *hémorrhoïdes*, sert au contraire à en procurer une résolution plus prompte. Il semble donc par cet exemple, qu'il puisse y avoir aussi des occasions où la *dérivation* que la saignée peut causer, soit utile ; & où nous n'ayons pas raison d'en condamner l'usage.

Mais pour répondre à cette objection, il ne faut que faire sentir la différence qu'il y a entre l'effet que l'application des sang-suës peut causer dans

le gonflement des *hémorrhoïdes*, &
celuy que la faignée *dérivative* doit
produire dans les inflammations. Cet
éclaircissement fait évanoüir la difficulté, ou pour mieux dire, la convertit en preuve pour nous.

Les *hémorrhoïdes* ne font que des
dilatations *variqueufes* que le fang produit par fon féjour dans l'extrémité des veines *hémorrhoïdales*. Lorfqu'elles font fort groffes, il eft quelquefois difficile d'en procurer la réfolution par trois raifons, 1.º parce que
le fang qui croupit dans ces vaiffeaux
dilatez, y devient épais, & peu propre
par conféquent à fuivre le cours de la
circulation, & à paffer par les vaiffeaux
eftroits par où il faudroit qu'il paffât
pour que les *hémorrhoïdes* fe dégon-
flaffent, 2.º parce que le gonflement
des vaiffeaux qui forment le corps des
hémorrhoïdes, caufe un étranglement
proportionné vers la bafe ou la racine des veines *hémorrhoïdales*; lequel
refferre les vaiffeaux qui y font, &

interrompt le retour du fang, 3.° parce que ce fang accumulé dans les dilatations *variqueufes* des *hémorrhoïdes*,
contre-balance le reffort des *tuniques*
de fes propres vaiffeaux, de la peau qui
les couvre, des fibres qui les attachent,
&c. & qu'ainfi ces parties ne pouvant plus fe refferrer, ne peuvent plus
auffi exprimer le fang comme à l'ordinaire.

Les fang-fuës qu'on applique aux
hémorrhoïdes remédient à ces trois
caufes à la fois, 1°. elles vuident le
fang épais qui avoit peine à reprendre
le cours de la circulation, 2.° en vuidant ce fang, elles dégonflent le corps
des *hémorrhoïdes*, & font ceffer par
conféquent l'étranglement qui eftoit
à la racine ou bafe de ces *hémorrhoï-*
des; 3.° enfin elles rendent au reffort
des *tuniques* des vaiffeaux & de la peau
qui les couvre, la liberté de joüer, &
par là d'exprimer avec affez de force le
peu de fang qui peut y avoir refté.

De-là il eft aifé de conclure que

l'application des fang-fuës ne peut eftre
que très avantageufe ; & qu'elle doit
procurer une réfolution très prompte
des *hémorrhoïdes*, qui auroient peut-
eftre fuppuré fans ce fecours, ou qui
du moins ne fe feroient dégonflées
que très lentement & très difficilement.

Quelle neceffité, dans ces circonftances, d'attribuer à la *dérivation* le
bon effet que les fang-fuës produifent,
& dont il eft aifé de rendre des raifons démonftratives fans ce fecours ?
Peut-on s'imaginer que ce foit un bon
moyen de remédier à l'engorgement
des parties, caufé par la quantité de
fang qui s'y eft arrefté, que d'augmenter encore la quantité de fang dont
elles font furchargées ? Quand la raifon ne fuffiroit pas pour faire fentir
l'abfurdité d'une pareillle penfée, l'expérience n'auroit-elle pas dû en defa-
bufer ? On fçait que la faignée du pied
augmente le gonflement des *hémor-*
rhoïdes : C'eft un fait avoüé de tout le
monde.

monde. Or cette faignée ne nuit dans ce cas, que parce qu'elle attire une *dérivation* dans les artéres *hémorrhoïdales*, & par conféquent dans les *hémorrhoïdes*. Il faut donc par une conféquence néceffaire, que la *dérivation* que les fang-fuës pourroient attirer, fût nuifible auffi, & qu'elle le fût même beaucoup plus; parce que cette *dérivation* feroit directe, & par conféquent beaucoup plus forte que la *dérivation* que caufe la faignée du pied, qui n'eft jamais, à l'égard des *hémorrhoïdes,* qu'une *dérivation* latérale.

Après ces réflexions, il ne refte qu'un de ces deux partis à prendre; ou de foûtenir que les fang-fuës n'attirent aucune *dérivation* fur les *hémorrhoïdes,* ou que fi elles en attirent quelqu'une, elles l'attirent fans aucun danger par rapport aux circonftances où la partie malade fe trouve pour lors.

1.° On peut dire que les fang-fuës n'attirent aucune *dérivation.* Ce n'eft pas qu'en vuidant les vaiffeaux

Part. I.   L

hémorrhoïdaux, elles ne diminuënt par
là d'autant la résiſtance qui s'oppoſoit
à l'abord du ſang : mais comme elles
donnent lieu en même temps au reſſerrement de ces vaiſſeaux, il arrive
par ce moyen, que cette réſiſtance ſe
trouve remplacée ; que le ſang qui
coule vers les vaiſſeaux *hémorrhoïdaux*,
a alors autant de peine à vaincre le
reſſerrement des veines *hémorrhoïdales* dégonflées, qu'il en avoit auparavant à ſurmonter l'engorgement de
ces mêmes vaiſſeaux trop dilatez ; que
par cette raiſon, la vîteſſe du ſang vers
ces vaiſſeaux doit eſtre également ral-
lentie dans l'un & dans l'autre cas,
quoyque par des cauſes différentes ;
& qu'ainſi, toute compenſation faite,
les ſang-ſuës ne peuvent point attirer
de *dérivation* ſur les *hémorrhoïdes*, quoyqu'elles réüſſiſſent à les dégonfler.

2.º On peut dire auſſi, ſi l'on veut,
que la ſuction des ſang-ſuës eſt toûjours accompagnée d'une *dérivation*. On
n'a qu'à ſuppoſer que le reſſerrement

des vaisseaux, que cette suction occasionne, résiste moins à l'abord du sang, que ne faisoit auparavant l'engorgement des mêmes vaisseaux, quand ils estoient trop dilatez. Dans cette supposition l'augmentation de la quantité de sang qui coulera alors dans les *hémorrhoïdes*, ou ce qui revient au même, la *dérivation* que l'application des sang-suës y attirera, sera proportionnée à la diminution qu'on admet dans la résistance que le sang trouve dans les vaisseaux de la partie. Ainsi cette *dérivation* sera très petite au commencement : mais elle augmentera à mesure que les *hémorrhoïdes* se dégonfleront ; parce que la résistance de la partie doit diminuer elle-même à proportion que les *hémorrhoïdes* se désenflent.

Il suit de-là que cette *dérivation*, quand elle seroit aussi réelle que nous supposons icy, ne seroit nullement à craindre ; puisqu'elle n'arriveroit pas quand les vaisseaux seroient pleins & engorgez, mais seulement lorsque les *hémorrhoïdes* feroient défenflées; & que les vaiffeaux défemplis & vuides, feroient en eftat de recevoir aifément cette nouvelle quantité de fang.

Il fuit auffi que cette *dérivation* ne fçauroit eftre regardée comme la caufe de la réfolution des *hémorrhoïdes ;* & que ceux qui font dans cette opinion, n'ont pas affez examiné la queftion. En effet, loin que les *hémorrhoïdes* fe défenflent, parce que le fang y aborde plus abondamment ; il eft certain au contraire que le fang ne s'y porte plus abondamment, que parce qu'elles fe défenflent : & par conféquent la *dérivation* dont il s'agit, loin d'eftre caufe du dégorgement des *hémorrhoïdes,* n'en peut eftre uniquement que l'effet.

Il ne refte plus pour achever de lever la difficulté qu'on nous oppofe, qu'à appliquer aux inflammations & à la faignée *dérivative,* qu'on tâche d'autorifer, ce que nous venons de dire des *hémorrhoïdes* & de l'application des fang-fuës. Cette comparaifon fuffira

pour diffiper l'illufion qu'on tâche de
fe faire.

Les inflammations font toûjours
produites par des obftacles qui, en
arreftant le cours du fang dans les vaiffeaux *capillaires*, l'obligent à s'accumuler dans ces vaiffeaux, & à les *diften-
dre;* ou même fi l'on veut, à fe frayer
de nouvelles routes dans les vaiffeaux
lymphatiques qui en prennent naiffance. Or fi l'on vient à ouvrir dans ces
circonftances, la veine dont quelques-
uns des rameaux viennent de la partie
enflammée, on hâte néceffairement le
cours du fang dans l'artére qui y répond, & dont quelques branches
aboutiffent à la même partie, & font
actuellement engorgées. Il eft vray
que la plus grande partie de l'accélération qu'acquiert alors le fang qui
aborde par cette artére, doit fe communiquer aux branches qui font libres, & par où le fang a un paffage
facile : mais les branches mêmes em-
barraffées, qui aboutiffent à la partie

L iij

enflammée, ne laiffent pas de devoir s'en reffentir ; parce que la vîteffe ne peut point augmenter dans le tronc de l'artére, qu'elle n'augmente auffi dans ces branches, & que la quantité de fang qui y coule, n'augmente par là à proportion.

La faignée *dérivative* doit donc attirer toûjours une plus grande quantité de fang dans les vaiffeaux engorgez de la partie enflammée ; ce qui doit les dilater de plus en plus, & donner lieu à quatre inconvenients; 1.º la tenfion de la partie augmentera, la rougeur en fera plus vive, la douleur plus forte, les pulfations des artéres y feront plus fenfibles : en un mot, l'inflammation en deviendra plus forte ; 2º. les vaiffeaux, à force de fe gonfler, comprimeront les tuyaux voifins, & y arrefteront la circulation ; ce qui donnera lieu à l'inflammation d'occuper une plus grande eftenduë ; 3.º à mefure que les vaiffeaux engorgez fe dilateront plus confidérablement en

de-là de l'obſtacle, leur cavité deviendra *conique* de plus en plus, de *cylin-*
drique qu'elle doit eſtre naturellement:
& par là l'obſtacle aura plus de peine
à avancer, & l'inflammation en ſera
d'autant plus difficile à ſe réſoudre ;
4.° enfin les vaiſſeaux créveront à
force d'eſtre dilatez ; & le ſang venant
à s'extravaſer, l'inflammation qui
eſtoit ſimple dans ſon origine, dégé-
nérera en ſuppuration, ou en gangréne.

Ces inconvénients qui ſont réels,
doivent diſſuader un Médecin ſage,
d'employer jamais la ſaignée *dérivative*
dans les inflammations ou dans les diſ-
poſitions inflammatoires: Ce reméde
eſt très dangéreux (de l'aveu de tous
les bons Praticiens) quand il attire une
dérivation directe, comme il feroit ſi
l'on ſaignoit du bras, par exemple,
lorſque la main du même coſté eſt enflammée : * à la verité on a moins à

---

* S'il y avoit jamais lieu d'at- | car ſi le nouvel abord du ſang,
tendre un bon effet de la *dé-* | que la ſaignée *dérivative* at-
rivation, ce feroit dans ce cas ; | tire ſur la partie enflammée,

L iiij

craindre d'une *dérivation* latérale, comme lorsqu'on saigne du bras gauche dans les embarras du cerveau, ou dans la pleurésie supérieure du même costé, ou lorsqu'on saigne du pied dans les inflammations du bas ventre : mais quoyqu'il y ait des Médecins qui ne craignent pas de s'en servir dans ces derniéres occasions, cette pratique ne doit point estre imitée, & l'on ne doit point espérer de l'autoriser par le succès de l'application des sang-suës dans le gonflement des *hémorrhoïdes*.

Aussi la maniére d'agir de la saignée *dérivative* sur les inflammations, est-elle bien différente de celle dont les sang-suës agissent sur les *hémorrhoïdes*. Les sang-suës, comme nous avons vû, vuident les vaisseaux même engorgez, & en les vuidant, détendent la partie, ostent les estranglemens, redonnent

---

pouvoit emporter l'obstacle qui interrompt la circulation, cela devroit arriver dans l'exemple proposé ; parce que dans cette occasion, la force avec laquelle le sang iroit frapper contre la digue, seroit très considérable. Il est donc étonnant que ceux qui sentent qu'on ne doit pas employer la *dérivation* directe, ne concluënt pas que la latérale ne doit pas réüssir.

aux vaisseaux leur jeu de ressort, &
leur rendent leur *rectitude cylindrique;*
en un mot hâtent & facilitent le cours
de la circulation, en levant tous les
obstacles qui l'interrompoient ou le
retardoient. La saignée *dérivative* au
contraire, sans rien changer à l'estat de
la partie enflammée, ne fait qu'y attirer une nouvelle quantité de sang, &
augmenter ainsi l'engorgement qui y
estoit déja. Il faudroit, pour pouvoir
se prévaloir de l'exemple des sang-suës,
les comparer à un reméde qui agist d'u-
ne façon pareille, qui vuidât le sang
arresté qui fait l'inflammation, qui
ostât les obstacles & les estranglements,
qui diminuât le gonflement de la partie, & qui en restablist le ressort, qui
rendist aux vaisseaux leur résistance &
l'uniformité de leur calibre, &c. Il est
visible que ce reméde seroit très différent de la saignée *dérivative :* mais il
est visible aussi, que ce reméde seroit
très utile dans les inflammations, &
qu'il le seroit par les mêmes raisons qui

font le fuccès de l'application des fang-fuës dans les *hémorrhoïdes*.

Cette conféquence eft exactement conforme à la vérité; & cette conformité doit juftifier les principes qui nous y ont menez. On prévient la gangréne dans les inflammations, ou l'on en arrefte le progrès, en *mouchetant* ou en *fcarifiant* la partie : on arrefte le progrès de certaines *Eréfipéles*, en piquant légérement la peau en plufieurs endroits, & procurant des iffuës au fang : par la même raifon on fait faigner utilement les gencives engorgées , &c. Ces remédes agiffent dans ces cas, de la même façon que les fang-fuës dans les *hémorrhoïdes* , & opérent les mêmes effets fur les parties. On pourroit donc, s'il en eftoit befoin, fe fervir du fuccès de l'application des fang-fuës dans les *hémorrhoïdes* , pour autorifer ces remédes; mais ce font les feuls qu'on puiffe autorifer par cet exemple : & l'on ne doit point efpérer d'accréditer par la même voye la pratique

de la saignée *dérivative*, dont les effets
n'ont point un rapport exact avec ceux
des sang-suës.

Il ne reste plus qu'à me justifier auprès du lecteur, de la longueur fati-
guante de ce chapitre : je le prie donc
de considérer combien il est utile ,
mais en même temps mal aisé, de guérir les hommes d'une forte prévention. En effet, cette ennemie de la
raison nuit plus au progrès des sciences, que la médiocrité de l'esprit; peut-
estre même plus qu'une grossiére ignorance. Beaucoup d'application supplée
quelquefois au défaut d'estenduë d'esprit ; & l'ignorance est plus propre à
résider paisiblement chez celuy qu'elle
posséde, qu'à se glisser & se répandre rapidement au loin. Elle n'a pas un poison
assez subtil , ni des déhors assez sédui-
sans pour pénétrer sans qu'on s'en ap-
perçoive, ni pour estre accüeillie avec
empressément : mais quand la prévention s'empare une fois de l'ame , non-
seulement l'esprit ne voit plus les objets

que d'un seul costé ; mais il n'y apperçoit que ce qu'il souhaite y trouver, & qui peut justifier sa préoccupation. Cette illusion est d'autant plus aisée à se communiquer, qu'elle est très ingénieuse ; qu'elle se revèt souvent des apparences de la vérité ; & qu'en passionnant ceux qu'elle trompe, elle leur suggére tout ce qu'il faut pour perpétuer & estendre ses droits : ainsi le préjugé que je tâche de combattre icy, estant presque aussi général, qu'il est dangereux dans la pratique, j'aime mieux qu'on m'accuse d'avoir employé trop de raisons pour prouver une seule & même vérité, que d'avoir laissé à une erreur déja trop accréditée, quelque moyen de se maintenir & de se transmettre.

Chapitre VII.

Des effets & de l'usage de la saignée du Col.

LE sang est porté à la teste par quatre artéres, deux de chaque costé. Les deux antérieures, qui sont assez près de la *Trachée-artére*, s'appellent les *Carotides*. Elles forment chacune deux principales branches ; l'une extérieure, qui se soudivise en un grand nombre de rameaux, lesquels se distribuënt dans presque toutes les parties extérieures de la teste ; & l'autre intérieure, qui pénétre dans le dedans du crâne, par le trou *Carotique*, & va se répandre par plusieurs *ramifications* dans toute la substance du cerveau. On appelle la premiére branche *Carotide* externe, & l'autre *Carotide* interne.

Les deux autres artéres qui portent le sang à la teste, sont placées à costé des *Vertébres* du col, & passent

même dans les trous qui sont à l'extrémité des *Apophyses transversales* de
chaque *Vertébre* ; d'où vient qu'on les
nomme artéres *Vertébrales*. Elles donnent, en montant vers la teste, plusieurs
rameaux à la moële , aux muscles &
aux *téguments* du col : mais enfin le
reste de leur tronc pénétre de chaque
costé dans l'intérieur du crâne, par le
trou *spinal,* & se distribuë dans la substance du cervelet.

Les deux *Carotides* internes & les
deux *Vertébrales* communiquent ensemble à la base du crâne, par plusieurs
anastomoses , à la faveur desquelles le
sang peut aisément passer , non-seulement d'un costé à l'autre, c'est-à-dire,
d'une *Carotide* ou d'une *Vertébrale* , à
l'autre *Carotide* ou à l'autre *Vertébrale ;* mais encore de devant en derriére,
& de derriére en devant , c'est-à-dire,
des *Carotides* aux *Vertébrales* , & des
Vertébrales aux *Carotides.*

Le sang qui a esté porté dans l'intérieur du crâne par les *Carotides*

internes & par les *Vertébrales*, eſt repris par un grand nombre de *ramifications* de veines qui vont aboutir à différents canaux, *golfes* ou *ſinus*, que l'on remarque ſur le cerveau, ou dans la baſe du crâne. Ces *ſinus* verſent le ſang dans quatre veines diſtinctes : il y en a deux poſtérieures, ſçavoir les deux *Vertébrales*, qui ſortant du crâne par le trou *ſpinal*, & deſcendant à droit & à gauche, par les trous des *apophyſes tranſverſes* des *Vertébres* du col, reçoivent en chemin beaucoup de *ramifications* de la moële, des muſcles & des *téguments* du col, & vont aboutir aux *Sous-claviéres* de chaque coſté. On en obſerve auſſi deux antérieures, ſçavoir les deux *Jugulaires* internes, qui ſortent par les deux derniers trous déchirez du crâne, & qui deſcendent le long de la partie antérieure du col. C'eſt par ces deux derniéres veines, que le dedans de la teſte ſe décharge principalement du ſang qui y eſt apporté ; car les deux *Vertébrales*, dont nous avons parlé, n'en rapportent que peu de l'intérieur du crâne.

Pour le fang que la *Carotide* externe a diftribué dans le déhors de la tefte, il eft repris par un grand nombre de veines qui, en fe réüniffant, forment de chaque cofté une branche affez confidérable, qu'on appelle la *Jugulaire* externe. Cette *Jugulaire* fe joint avec la *Jugulaire* interne à la partie inférieure du col ; & le tronc qu'elles forment par leur réünion, va fe jetter de chaque cofté dans la *Sous-claviére.*

Quand on faigne du col, on ouvre cette *Jugulaire* externe : c'eft la feule qu'on puiffe ouvrir dans cette partie ; car les autres veines qui y font, font trop enfoncées pour pouvoir eftre piquées : Encore même, pour ouvrir cette *Jugulaire* externe, faut-il percer un mufcle *cutané*, appellé le *quarré*, qui eft colé contre la peau, & qui couvre la veine.

Ce détail anatomique a paru néceffaire

ceſſaire pour faire plus aiſément comprendre quels ſont les effets qu'on doit
attendre de la ſaignée du col. On peut
facilement, avec ce ſecours, la réduire
aux mêmes regles dont nous nous ſom-
mes ſervis pour expliquer les effets des
autres ſaignées.

I. La ſaignée du col eſt *évacuative*,
puiſqu'elle tire du ſang ; elle déſemplit
par conſéquent les vaiſſeaux, lorſqu'ils
ſont trop pleins , & les déſemplit de
la même maniére que la ſaignée du
bras, & que celle du pied. On pourroit donc l'employer comme ces autres ſaignées, lorſqu'il ne ſeroit queſtion que de remédier à la plénitude
des vaiſſeaux : mais il y a peu d'apparence qu'on s'aviſe jamais de s'en ſer-
vir dans ces occaſions là, par préférence à la ſaignée du bras, & à celle du
pied, qui ſont plus commodes & plus
aiſées à pratiquer.

II. La ſaignée du col, ouvrant une
iſſuë facile au ſang qui revient du déhors de la teſte, doit hâter ſon retour,

& faciliter par ce moyen le cours de la circulation dans la *Carotide* externe, dont les *ramifications* répondent aux *ramifications* de la veine qu'on a ouverte. Elle attire par là une *dérivation* de sang dans cette artére, & par conséquent dans le canal artériel qui va du cœur jusqu'à cette artére ; c'est-à-dire, dans le tronc de la *Carotide*, & de-là dans la *Carotide* externe, si l'on saigne du costé gauche ; costé dont la *Carotide* naist du tronc de l'*Aorte*, où elle détermine une nouvelle quantité de sang dans la *Sous-claviére*, dans le tronc de la *Carotide*, & de-là dans la *Carotide* externe, si l'on saigne du costé droit, où la *Carotide* prend origine de la *Sous-claviére*.

Comme cette *dérivation* directe ou principale est toûjours suivie d'une *dérivation* proportionnée dans les vaisseaux collatéraux, lorsqu'il y a une certaine quantité de sang dans le corps, la saignée du col faite dans ces circonstances, doit attirer une nouvelle quantité de fang, non feulement dans la *Carotide* externe, mais encore dans la *Sous-claviére* & dans la *Carotide* interne, fi on la fait du cofté droit ; ou au moins dans la *Carotide* interne, fi on la fait du cofté gauche.

Cela fait que la faignée du col ne peut point eftre employée dans les maladies inflammatoires, ni dans les engorgements d'aucune des parties où vont aboutir les artéres dans lefquelles elle doit attirer la *dérivation.*

1.° On ne doit donc point la mettre en ufage, au moins du cofté droit, dans les maladies qui ont leur fiége dans le bras, ou dans la partie fupérieure de la poitrine du même cofté ; parce que dans ce cas elle attireroit de nouveau fang vers la *Sous-claviére* droite, & par conféquent fur les parties affectées.

2.° On ne doit point en ufer non plus lorfque le cerveau eft furchargé de fang, qu'il eft appefanti, menacé d'inflammation ou enflammé ; parce qu'en attirant le fang dans la *Carotide*

M ij

interne, elle augmenteroit l'embarras & l'engorgement.

3.° Enfin, on doit la proscrire dans les tumeurs inflammatoires ou *éréſipélateuſes* du viſage, & du déhors de la teſte ; parce que le ſang qu'elle attireroit dans la *Carotide* externe, ajouteroit à la cauſe & au dégré de l'engorgement.

Les deux premiéres regles, quoyque très certaines, quand il y a beaucoup de ſang dans le corps, peuvent ſouffrir & ſouffrent en effet quelque exception, quand le volume du ſang eſt fort diminué. La ſaignée du col devient alors *révulſive* à l'égard du cerveau ; & on peut l'employer avec ſuccès dans les maladies de cette partie, comme nous le verrons cy-après : mais il n'en eſt pas de même de la troiſiéme regle. La ſaignée du col doit eſtre toûjours interdite dans toute ſorte de cas, quand le viſage ou le déhors de la teſte eſt affecté ; parce qu'à l'égard de ces parties, cette ſaignée eſt toûjours *dérivative*.

III. La *dérivation* que la saignée du col attire dans l'artére *Carotide,* qui répond à la *Jugulaire* d'où l'on saigne, doit produire une *révulsion* à l'égard des artéres qui n'ont aucune communication avec cette *Carotide;* c'est-à-dire, à l'égard de l'*Aorte* inférieure & des deux *Sous-claviéres,* quand on saigne du costé gauche; & à l'égard de l'*Aorte* inférieure & de la *Sous-claviére* gauche seulement, quand on saigne du costé droit. Cette *révulsion* pourroit donc rendre cette saignée utile & efficace dans les maladies qui interessent l'espace de la poitrine, compris entre les huit derniéres costes, le bas ventre, & les extrémitez inférieures; de même que dans celles qui ont leur siége aux bras, & au haut de la poitrine, ou du moins dans celles qui l'ont au bras gauche, & à la partie supérieure de la poitrine du même costé. Mais on ne se sert pourtant jamais de cette saignée dans de pareilles occasions. Il est visible que ce seroit

M iij

une imprudence d'attirer le sang à la teste, & d'exposer cette partie si noble à un engorgement funeste, pour guérir ou pour soulager les autres parties du corps, dont les maladies sont moins capitales. Cette imprudence seroit même d'autant plus grande, qu'on peut employer dans ces cas d'autres saignées aussi efficaces, & qui ne sont suivies d'aucun danger; celle du pied, par exemple, quand le mal attaque les parties supérieures, & celle du bras quand il est dans les inférieures.

Ce que nous avons dit jusqu'icy, ne doit pas donner une trop haute idée de la saignée du col; cette saignée n'a jamais aucune utilité particuliére, ni à raison de l'*évacuation*, ni à raison de la *révulsion* absoluë qu'elle produit : & par rapport à la *dérivation* qu'elle attire, elle est nuisible dans les maladies du cerveau, quand on la fait dans le commencement. Nos sentiments sur ce point sont pleinement justifiez par l'expérience : & les suites fâcheuses de cette faignée, quand on la fait trop tôt, & fans avoir diminué d'avance le volume du fang, n'ont que trop appris le danger qu'il y avoit à l'entreprendre dans ces circonftances.

Cela doit faire beaucoup rabattre des éloges trop pompeux que quelques perfonnes donnent à cette faignée; & doit leur faire comprendre le danger qu'il y auroit à l'employer fans difcernement, dans toute forte de cas : mais cela ne doit pourtant pas autorifer l'extremité où fe jettent ceux qui prétendent qu'on doit profcrire abfolument cette faignée dans toute occafion, comme fi elle eftoit toûjours funefte. L'expérience condamne cet excès, de même que le précédent : mais elle fait fentir en même temps combien il eft mal aifé de faifir le point d'une verité qui fe trouve malheureufement placée fi proche de deux erreurs; erreurs d'autant plus difficiles à éviter, que par une fatalité attachée à nôtre condition, l'expérience elle

M iiij

même a contribué à leur donner naissance. Cependant, malgré cette difficulté, plusieurs bons observateurs qui ont sçû allier la solide théorie avec la bonne pratique, ayant remarqué différents effets de cette saignée dans divers temps & dans différentes circonstances de maladies semblables, & guidez outre cela par un * *analogisme*, dont l'application n'a rien de forcé : ces Praticiens éclairez ont reconnu que la saignée de la gorge, qui est dangereuse quand on en use imprudemment, c'est-à-dire prématurément, cesse de l'estre, & produit au contraire de très bons effets dans les embarras du cerveau, quand on s'en sert à propos ; c'est-à-dire, après que les vaisseaux ont esté considérablement désemplis par plusieurs saignées.

---

* L'utilité connuë du saignement de nez, dans tous les embarras du cerveau, faits ou prêts à se faire, prouve l'utilité de la saignée du col dans les mêmes circonstances : mais elle prouve en même temps qu'il faudrait rendre cette saignée plus lente qu'elle n'est [...] dinairement ; ou, ce qui re[...] au même, la faire dans [...] temps où les vaisseaux [...] moins pleins, le sang [...] jaillisse pas tant d'im[...]té, afin qu'elle attirast [...] le sang au cerveau, en [...] pourtant également celuy qui y croupit.

Cette contrariété apparente des expériences, qui condamnent ou qui autorisent la saignée du col dans les maladies du cerveau, doit estre conciliée par la quantité différente du sang qui est contenu dans le corps ; ce qui cause les différents effets que la saignée du col doit produire. Comme cette question est importante dans la pratique ; & que personne, que je sçache, n'a entrepris encore de la traiter d'une maniére convenable, nous croyons devoir nous attacher à la développer avec plus de précision.

Il est certain que la saignée du col attire une nouvelle quantité de sang dans la *Carotide* externe qui répond à la veine *Jugulaire* qu'on ouvre dans cette saignée. Il suit de-là qu'elle attire aussi une nouvelle quantité de sang dans le tronc de l'artére *Carotide*, d'où la *Carotide* externe prend son origine, & d'où elle reçoit le sang qu'elle contient. Si la nouvelle quantité de sang, qui est déterminée de surcroist dans le tronc commun des *Carotides*, par la saignée du col, se trouve plus grande que celle qui est attirée de-là, de surcroist aussi, dans la *Carotide* externe; il est évident que le surplus de sang qui a esté appellé de nouveau, pour me servir de ce terme, dans le tronc de la *Carotide*, devra aller dans la *Carotide* interne; devra la surcharger par conséquent au de-là de la mesure ordinaire, & y devra produire de cette maniére une *dérivation* réelle dont les suites ne sçauroient estre que dangereuses dans un engorgement des vaisseaux du cerveau. Mais au contraire, si la quantité de sang que la saignée du col fait monter de surplus dans le tronc de la *Carotide*, est moindre que celle que la même saignée attire en même temps dans la *Carotide* externe, il est visible que dans ce cas une partie du sang, qui devoit naturellement couler dans la *Carotide* interne, & de-là dans le cerveau, se détourne alors dans la *Carotide* externe;

ce qui produit à l'égard de la branche intérieure de la *Carotide* une *révulsion* latérale, ou de proche en proche, très avantageuse pour faciliter le dégagement du cerveau.

C'est donc de la différente quantité de sang qui, à l'occasion de la saignée de la gorge, entre de plus qu'à l'ordinaire dans le tronc de la *Carotide*, que dépendent les bons ou les mauvais effets de cette saignée. Or nous avons prouvé cy-dessus, chapitre II. que la *dérivation* doit estre proportionnée à la quantité de sang qu'il y a dans le corps, & à la vîtesse avec laquelle le sang sort par l'ouverture de la saignée; il faut donc que cette *dérivation* soit grande, quand on saigne du col dans le commencement du mal; parce qu'alors les vaisseaux sont fort pleins, & que le sang réjaillit avec beaucoup de force: & c'est dans ce cas-là que la saignée du col doit estre dangereuse par la *dérivation* qu'elle attire sur la *Carotide* interne, laquelle ne peut servir qu'à engorger davantage le cerveau. Il faut au contraire, que cette *dérivation* soit petite, quand on saigne du col plus tard, & après plusieurs autres saignées ; parce qu'alors il reste peu de sang dans les vaisseaux, & que celuy qui y est contenu, sort plus lentement : & c'est dans ce cas que par la raison des contraires, la saignée du col doit estre utile & avantageuse par la *révulsion* latérale ou particuliére qu'elle produit à l'égard de la *Carotide* interne ; *révulsion* qui sert efficacement à décharger le cerveau, du sang sur-abondant qui l'opprime.

Rendons cela sensible par des exemples, 1.° je suppose que dans l'estat ordinaire, & lorsque la masse du sang n'a pas encore esté diminuée par des saignées, il entre à chaque battement du cœur une once & demie de sang dans le tronc de l'*Aorte*. Ce sang doit se distribuer entre les différentes branches de l'*aorte* supérieure & inférieure, suivant la proportion de leurs calibres, en supposant, comme nous avons raison de le faire, que les résistances qu'il trouve dans ces vaisseaux, soient à peu près égales : & comme le calibre de l'*Aorte* descendante est double des calibres des deux *Sous-claviéres* & de la *Carotide* gauche pris ensemble ; il s'ensuit que de cette once & demie de sang sortie du cœur, il en devra passer dans l'*Aorte* inférieure 8 dragmes, & qu'il n'en passera que 4 dans les trois branches comprises sous le nom d'*Aorte* ascendante. On sçait par des mesures prises sur plusieurs cadavres, que le calibre de chacune des artéres *Carotides* est environ * le sixiéme du total des calibres des deux *Sous-claviéres* & de la *Carotide* gauche. : ainsi en suivant

* Il est certain par les mesures que *M. Helvetius* exact observateur, a prises sur les cadavres, que le diamétre de la *Sous-claviére* droite est de 6. lignes ; celuy de la *Carotide* droite de 3. lignes & demie ; celuy de la *Sous-claviére* gauche, de 4. lignes deux tiers ; & celuy de la *Carotide* du même costé, de 3. lignes un tiers. Les quarrez de ces diamétres sont 36. douze & demie, vingt-un sept neuviémes, & onze un neuviéme. D'où il suit que le quarré du diamétre de chaque *Carotide* en particulier, ou, ce qui revient au même, le calibre de chaque *Carotide*, est aux quarrez des diamétres des autres vaisseaux, ou à leurs calibres pris ensemble, environ comme 1. à 6.

dans la diftribution du fang la même proportion des calibres, des 4 dragmes de fang qui montent à chaque pulfation dans les trois branches fupérieures de l'*Aorte*, il n'en devra paffer dans chaque *Carotide*, que $\frac{4}{6}$ de dragme; & ces $\frac{4}{6}$ de dragme fe partageant entre la *Carotide* externe & la *Carotide* interne, dont les calibres font à peu près égaux, il en devra couler dans chacune $\frac{2}{6}$ de dragme.

2.º Suppofons que dans cet eftat on ouvre la *Jugulaire*, & fuppofons qu'on tire par cette ouverture 10. onces de fang dans 4. minutes de temps; il fuit de-là qu'il devra couler par la faignée à chaque battement du cœur, ou ce qui revient à peu près au même, à chaque feconde, $\frac{1}{3}$ de dragme. Il faut que dans le même temps il continuë de couler vers le cœur, par la *jugulaire* qu'on a picquée, au moins $\frac{1}{6}$ de dragme, nonobftant la compreffion de la ligature, qui ne fçauroit beaucoup ferrer au col. Ainfi la quantité de fang qui revient par la *Jugu-laire* externe, & par conféquent cel-le qui coule auffi par la *Carotide* externe qui y répond, eft égale à chaque battement de cœur à $\frac{1}{2}$ dragme; ou, ce qui eft la même chofe, à $\frac{6}{12}$.

3.° Tandis qu'il coule par l'ouver-ture de la faignée $\frac{1}{3}$ de dragme à chaque pulfation, il faut que la *dérivation* que cet écoulement attire dans le tronc de la *Carotide*, foit au moins égale à $\frac{1}{4}$ de dragme. Sur ce pied là, il coulera dans cette artére à chaque pulfation $\frac{1}{4}$ de dragme de furcroift, qui joint aux $\frac{4}{6}$ qui y couloient déja fuivant l'article premier, fera une quantité de fang égale à $\frac{11}{12}$ de dragme. Or de ces $\frac{11}{12}$ de dragme, il n'en paffe dans la *Carotide* externe que $\frac{6}{12}$, comme nous venons de le prouver dans l'article 2. Il faut donc que les autres $\frac{5}{12}$ paffent en entier dans la *Carotide* interne, dans laquelle il ne paffoit avant la faignée, que $\frac{2}{6}$ ou $\frac{4}{12}$ de dragme : & ainfi la faignée du col faite dans ces circonftances , doit, tant qu'elle dure, attirer dans la *Carotide* interne, & par conséquent dans le cerveau, une *dérivation* réelle de $\frac{1}{12}$ de dragme à chaque battement du cœur, c'est-à-dire, de 5 grains de sang ; ce qui doit augmenter considérablement l'engorgement de cette partie.

Mais c'est tout le contraire, quand on fait cette saignée aprés avoir beaucoup diminué le volume du sang : & il ne faut pour s'en convaincre, que faire à peu prés le même calcul dans cette seconde supposition.

1.° Je suppose donc qu'on ait vuidé par des saignées précédentes la moitié du sang, & qu'ainsi le *ventricule* gauche du cœur ne verse plus dans le gros tronc de l'*Aorte* à chaque battement, que 6 dragmes de sang : en suivant dans la distribution de ces 6 dragmes la proportion déja establie, ce sera pour l'*Aorte* inférieure 4 dragmes, & 2 seulement pour les trois branches supérieures. De ces 2 dragmes

qui

qui pafferont aux parties d'enhaut, il n'en paffera que $\frac{2}{6}$, ou, ce qui revient au même, que $\frac{8}{24}$ dans chaque *Carotide* : & ces $\frac{2}{6}$ ou $\frac{8}{24}$ fe partageant également entre les deux branches internes & externes de chaque *Carotide*, il n'en coulera dans chacune que $\frac{1}{6}$ de dragme, ou, ce qui revient au même, $\frac{4}{24}$.

2.º Si l'on faigne de la *Jugulaire* dans cet eftat, il eft vifible que la faignée s'exécutera plus lentement; parce qu'il y a moins de fang dans les veines, & que le fang rejaillira moins vîte. Suppofons qu'il faille employer 5 minutes & $\frac{1}{3}$, ou 320 fecondes, pour tirer 10 onces de fang; dans cette fuppofition, il coulera par l'ouverture de la faignée $\frac{3}{12}$ de dragme à chaque battement du cœur; il continuëra d'en couler pendant le même temps, par le canal de la *Jugulaire*, au moins $\frac{1}{12}$, c'eft-à-dire, la moitié moins qu'il n'en couloit dans la fuppofition précédente : ainfi tout calculé, la

Part. I.   N

quantité de fang qui coulera par la *Jugulaire* externe durant la faignée, & par conféquent celle qui coulera alors dans la *Carotide* externe du même cofté, fera égale, à chaque pulfation du cœur, à $\frac{4}{12}$ ou $\frac{8}{24}$ de dragme.

3.º L'augmentation de vîteffe que la faignée caufe dans le cours du fang, attirera une *dérivation* dans le tronc de la *Carotide*. Nous avons eftabli cy-devant, dans un cas pareil, que cette *dérivation* eftoit de $\frac{1}{4}$ ou $\frac{6}{24}$ de dragme par pulfation : mais il faut dans ce cas-cy en rabattre la moitié ; parce que nous fuppofons qu'il n'y a dans le corps, que la moitié du fang que nous y fuppofions cy-deffus ; & que nous avons prouvé au chapitre II. que la *dérivation* que la faignée caufe, diminuë à proportion du volume du fang qui eft dans les vaiffeaux : à ce compte la *dérivation* ne pourroit eftre que de $\frac{3}{24}$ par pulfation : il faut même en rabattre encore le tiers, & la réduire à $\frac{2}{24}$ pour chaque battement du cœur ;

parce que la vîtesse du sang qui sort par cette saignée, est moindre d'un tiers que dans l'autre supposition ; & que nous avons prouvé dans le même chapitre, que la *dérivation* diminuë à proportion que l'écoulement du sang qui sort par la saignée, est plus lent. Sur ce pied-là, la totalité du sang qui coulera dans le tronc de la *Carotide* pendant la saignée du col, sera de $\frac{10}{24}$ de dragme ; car c'est à cela que montent les $\frac{2}{24}$ que la *dérivation* y attire, joints aux $\frac{8}{24}$ qui y coulent par l'ordre naturel de la circulation, comme nous l'avons remarqué dans l'art. 1. Or de ces $\frac{10}{24}$ qui coulent dans le tronc de la *Carotide* à chaque battement, il en passe $\frac{8}{24}$ dans la *Carotide* externe, suivant ce que nous avons prouvé dans l'art. 2. Il n'en peut donc passer que $\frac{2}{24}$ dans la *Carotide* interne, où il en passoit auparavant $\frac{1}{6}$ ou $\frac{4}{24}$ de dragme. On voit par là que la saignée du col, faite dans le temps où le volume du sang est diminué de moitié,

N ij

détourne de la *Carotide* interne du costé d'où l'on saigne, & conséquemment du cerveau, $\frac{2}{24}$ ou $\frac{1}{12}$ de dragme, ou 5 grains de sang à chaque battement du cœur, pendant qu'elle dure ; ce qui doit produire un soulagement très efficace dans les engorgements ou dans les inflammations de cette partie.

Cette *révulsion* que la saignée du col produit à l'avantage du cerveau, est beaucoup plus grande que celle que la saignée du pied pourroit causer dans les mêmes circonstances ; ce qui oblige alors à luy préférer la premiére, & à saisir le moment favorable pour la faire sans danger. Nous avons supposé que la saignée du col, par où l'on tiroit 10 onces de sang, s'exécutoit dans 5 minutes 20 secondes : on ne sçauroit dans un espace de temps aussi court, tirer la même quantité de sang par la saignée du pied ; parce que le sang en sort plus lentement : ainsi la *dérivation* que la saignée du pied pourroit faire alors, devroit eſtre moindre que celle que produit la ſaignée du col ; ſuppoſons-la pourtant égale, & par conſéquent de $\frac{2}{24}$ de dragme à chaque pulſation ; la *révulſion* que cette *dérivation* cauſera, à l'égard des branches ſupérieures de l'*Aorte*, ne ſera donc que de $\frac{2}{24}$; & cette *révulſion*, diſtribuée proportionnellement entre toutes les *ramifications* de ces branches, ſe réduira pour le tronc d'une *Carotide* ſeule à $\frac{1}{6}$ d'un $\frac{2}{24}$; parce que nous avons déja vû que le calibre de chaque *Carotide* n'eſt que le $\frac{1}{6}$ des calibres des branches ſupérieures, & ce $\frac{1}{6}$ de $\frac{2}{24}$ ſe partageant également entre la *Carotide* externe & la *Carotide* interne, la *révulſion* qui appartiendra à la *Carotide* interne ſeule, ne ſera que $\frac{1}{12}$ de $\frac{2}{24}$ ou $\frac{1}{144}$ de dragme par la ſaignée du pied ; au lieu que par la ſaignée du col, elle devoit eſtre, comme nous l'avons prouvé, de $\frac{2}{24}$ ou $\frac{1}{12}$, c'eſt-à-dire, douze fois plus grande.

Je comprends qu'on m'oppoſera que

je ne mets en ligne de compte, que la *révulsion* que la saignée du pied opére sur une seule *Carotide* interne; qu'elle en fait cependant autant en même temps sur l'autre *Carotide* interne; qu'elle produit aussi le même effet à l'égard de chacune des *Vertébrales*; & que ces *révulsions*, ainsi répétées, doivent beaucoup augmenter l'effet de la saignée du pied.

Cette réfléxion est juste: mais elle ne change rien à ce que nous avons avancé. 1.º à suivre ce calcul, les quatre *révulsions* que la saignée du pied pourroit produire à l'égard des quatre artéres qui vont au cerveau, ne pourroient monter au plus qu'à $\frac{4}{1+4}$ ou $\frac{1}{36}$ de dragme, en évaluant même la *révulsion* qui appartient à chaque artére *Vertébrale*, sur le même pied que celle qui regarde les *Carotides*; ce qui est assûrément beaucoup; car les artéres *Vertébrales* qui vont au cerveau, sont beaucoup plus petites que les *Carotides*, & ont aussi par conséquent

moins de part à la *révulsion*. Ainsi sur
ce pied là même, les quatre *révulsions*
que la saignée du pied pourroit faire à
l'avantage du cerveau, seroient toutes
ensemble trois fois moindres que la
révulsion que la saignée de la gorge feroit sur la seule *Carotide* interne du
même costé.

2.° Mais si la saignée du pied produit une *révulsion* qui se communique
à toutes les branches supérieures de
l'*Aorte*, & par conséquent aux quatre
artéres qui vont au cerveau, la saignée
du col produit aussi une *révulsion* pareille à l'égard des mêmes artéres, par
la *dérivation* qu'elle attire dans le tronc
de la *Carotide* du costé d'où l'on saigne, comme nous l'avons remarqué
cy-dessus en parlant de la *révulsion*
qui arrive à l'occasion de cette saignée: ainsi la saignée du col, produi-
sant à l'égard des autres artéres qui
vont au cerveau les mêmes effets que
celle du pied, elle luy reste égale en
ce point: mais elle se conserve en

N iiij

entier l'avantage particulier dont nous avons parlé, qui vient de la *révulsion latérale* qu'elle produit à l'égard de la *Carotide* interne du costé d'où l'on saigne; ce qui suffit pour la rendre plus efficace.

Mais quand même il y auroit une parfaite égalité entre la *révulsion* que produit la saignée du pied, & celle que fait la saignée de la gorge, il y a cependant des cas où il faudroit, sans balancer, préférer celle-cy dans les embarras de la teste : En effet, lorsque l'engagement du *cerveau* se trouve compliqué avec une tension douloureuse & inflammatoire de tout le bas ventre, ou de quelques-unes de ses parties, comme du Foye, de la Matrice, de la Vessie, &c. Alors la saignée du col auroit tous les avantages de l'autre, & n'auroit aucun des inconvéniens dont cette derniére seroit suivie. Celle du pied détourne à la vérité le sang des vaisseaux supérieurs; mais elle n'opére cet effet qu'en le déterminant en même temps vers les inférieurs, où l'on suppose que le sang est déja engorgé. On ne remédie donc alors à l'une de ces inflammations, qu'aux dépens de l'autre qu'on augmente nécessairement dans la même proportion. Il y a plus : non seulement on porte un nouveau désordre dans le bas ventre, par la *dérivation* qu'on y attire; désordre qui peut estre funeste par luy-mesme : mais on court risque par ce surcroit d'engorgement, de recharger bientoft le cerveau qu'on vient de dégager; car la tension inflammatoire des *viscéres* du bas ventre ne sçauroit devenir plus considérable, que les rameaux de l'*Aorte* inférieure n'en soient violemment comprimez; ce qui donne occasion au sang de se porter plus abondamment à la teste. Mais il n'en est pas ainsi de la saignée de la gorge, qui non-seulement débarrasse la teste, mais qui procure en même temps une pareille utilité au bas ventre. Nous avons expliqué par

quelle méchanique elle soulage le cerveau ; c'est un avantage qui luy est
commun avec la saignée du pied, quoyqu'elle ne le procure pas précisément
de la même maniére. Mais celle du
col a outre cela une raison de relief &
de préférence; c'est qu'au lieu de mettre le bas ventre dans un nouveau
péril, en y déterminant le sang, elle
est *révulsive* à son égard, comme il a
esté prouvé dans le cours de ce chapitre. Elle est donc d'une égale utilité
pour les deux parties opposées qui se
trouvent enflammées; parce que dans
ces circonstances elle fait une *révulsion*
absoluë à l'égard du bas ventre, & une
révulsion latérale à l'égard du cerveau.
C'est par ces raisons, qu'elle est de toutes les saignées celle qui doit convenir le mieux, & qui réüssit en effet
alors le plus heureusement : Et c'est
particuliérement le cas où les succés
dont elle est suivie d'une maniére très
prompte & très sensible, prouvent
qu'elle doit estre placée. Que pourroit-

on employer qui fût tout à la fois
& plus sûr & plus efficace? La saignée du bras empêche à la verité le
sang de se porter trop impétueusement
vers le bas ventre où son cours est
géné : mais elle le détermine vers le
cerveau où la circulation n'est pas plus
libre. Celle du pied, on n'en peut
douter, soulage le cerveau : mais elle
augmente l'engagement du bas ventre. Celle de la gorge, au contraire,
dégage le bas ventre comme celle du
bras, & débarrasse alors le cerveau
aussi-bien que celle du pied. Elle remplit donc tout à la fois les deux indi-
cations, & dans ces fâcheuses circonstances, elle n'a point le danger dont
chacune des autres peut estre suivie.
On voit clairement par ce que nous
venons de dire, que la raison est parfaitement d'accord avec l'experience,
pour déterminer avec sûreté & promptitude dans ces cas urgents & déli-
cats, un Médecin prudent, qui est
toûjours dans une judicieuse défiance

& dans une fage perpléxité, lorfque ces deux guides luy parlent diffé-remment.

Il ne nous refte plus qu'à répondre à quelques difficultez qui femblent naître de la diftribution particuliére des artéres & des veines qui arrofent le dedans & le dehors de la tefte, ou des communications que ces vaiffeaux ont enfemble. Nous n'avons garde de nier les faits anatomiques fur lef-quels elles font fondées ; nous préten-dons nier feulement les conféquences qu'on tire de ces mêmes faits, & nous croyons qu'on n'en peut rien conclu-re de folide contre nous, qu'en ne fai-fant pas affez d'attention aux princi-pes que nous avons, j'ofe dire, dé-montrez, & fuivant lefquels nous ju-geons qu'on doit évalüer les effets de chaque faignée.

Première difficulté. Les artéres qui portent le fang à la *dure-mere*, font de la diftribution de la *Carotide* extérieu-re. Nous convenons que la faignée de la *Jugulaire* attire une *dérivation* dans le tronc de cette *Carotide* ; & ce n'est que par là que nous croyons pouvoir expliquer comment cette saignée devient *révulsive* à l'égard de la *Carotide* interne, lorsque la quantité du sang a esté déja suffisamment diminuée. Nous devons donc convenir aussi que la même saignée attire en même temps une *dérivation* pareille dans les artéres de la *dure-mere*. Si cela est, la saignée de la *Jugulaire* doit estre suivant nos propres principes, très nuisible dans les embarras qui ont leur siége dans la *dure-mere :* elle est donc d'un usage bien plus borné que nous ne l'avions prétendu ; & cela suffit pour beaucoup rabattre des éloges que nous luy donnons. Il y a même plus : quand il seroit vray que cette saignée pourroit estre utile dans les engorgements ou dans les inflammations qui intéresseroient en particulier la substance du cerveau, laquelle reçoit le sang des *Carotides* internes, on devroit pourtant s'en paſſer même dans ces cas ; parce que comme il n'y a point de ſignes certains qui dénotent exactement le lieu où l'embarras ſe forme, & qui nous faſ-ſent diſtinguer avec préciſion les en-gorgements qui attaquent le cerveau, d'avec ceux qui n'intéreſſent que la *dure-mere* ; la prudence ne permet point d'employer dans cette incertitude une ſaignée dont le ſuccès doit eſtre par cette raiſon, douteux & équivoque.

Réponſe. On a tort d'inſiſter ſur l'impoſſibilité de connoiſtre le ſiége des embarras qui ſe forment dans le cerveau : cette difficulté n'eſt pas auſſi grande qu'on prétend, & un Médecin attentif peut aſſez ſûrement démeſler les engorgements qui ſe font dans la ſubſtance du cerveau, d'avec ceux qui arrivent dans ſon enveloppe. Les pre-miers ſont ordinairement annoncez par une douleur ſourde & ſimplement *gravative*, & ils ſont preſque toûjours accompagnez ou ſuivis d'une pente à l'aſſoupiſſement & à la *Léthargie*,

d'une fiévre qui n'eſt pas bien ardente ;
dans ce cas auſſi les yeux ſont mornes,
& on y obſerve aſſez ſouvent une dilatation de la prunelle, &c. au lieu que
dans les autres, la douleur eſt aiguë,
diſtenſive, & même *divulſive* ; & les
malades ont accoûtumé d'eſtre expo-
ſez à des inſomnies, à des *délires* ma-
nifeſtes, à des convulſions. Ils ont le
poulx dur, une fiévre fort violente,
les yeux rouges & étincelants, &c.
Quand ces ſignes pourroient eſtre
équivoques au commencement de la
maladie, où tout eſt encore obſcur,
ils ne le ſont plus lorſqu'on a eu le
temps d'étudier le caractére du mal
pendant pluſieurs jours. Ils ſuffiroient
donc pour éclairer la conduite d'un
Médecin dans l'uſage de la ſaignée du
col, ſuppoſé même que l'objection
qu'on nous fait, fût fondée ; parce que
cette ſaignée ne doit eſtre pratiquée
que dans le cours du mal, lorſqu'on a
déja employé pluſieurs ſaignées du
pied, & lorſqu'on a eu tout le loiſir

de fe bien éclaicir fur le fiége de la
maladie. On pourroit donc alors, à la
faveur des obfervations qu'on auroit
faites, fixer affez fûrement ce qu'on
devroit attendre, & ce qu'on devroit
craindre de la faignée de la *Jugulaire*.

Mais il n'eft pas néceffaire dans
cette occafion de tant de précifion; &
c'eft mal à propos qu'on cherche à
s'allarmer fur l'effet de la faignée du
col dans les inflammations ou dans les
engorgements de la *dure-mere*. Cette
faignée convient dans ce cas, de même
que dans les embarras qui ont leur
fiége dans la fubftance même du cerveau ; pourvû qu'on la faffe à propos,
c'eft-à-dire, après un nombre fuffifant
d'autres faignées : parce qu'alors, loin
d'eftre *dérivative* pour les artéres de la
dure-mere, comme on le fuppofe, elle
eft au contraire véritablement *révulfive*
à leur égard, de la même maniére &
par la même raifon qu'elle l'eft à l'égard
de la *Carotide* interne : la preuve en eft
facile.

La

La saignée du col ne facilite le retour du sang, que dans les veines qui aboutissent à la veine piquée, c'est-à-dire, dans toutes les branches qui reviennent du déhors de la teste, & qui en se réünissant forment le tronc de la *Jugulaire* externe : elle ne hâte donc le cours de la circulation, que dans les artéres qui répondent à ces veines ; c'est-à-dire, dans les différentes branches de la *Carotide* extérieure, qui se répandent sur le déhors de la teste. C'est donc dans ces artéres seulement qu'elle doit attirer une *dérivation*, quand on ne l'employe qu'après plusieurs saignées qui ont déja considérablement diminué le volume du sang, & par conséquent la grandeur de la *dérivation* : mais cet effet ne sçauroit jamais s'estendre, dans ces conjonctures, jusqu'aux artéres de la *dure-mere* ; parce que ces artéres répondent aux *sinus* du cerveau, où elles versent le sang qu'elles contiennent ; & qu'il n'arrive dans ces *sinus*, par la saignée du col,

Part. I.　　　　　　　　**O**

aucune augmentation dans la vîtesse de la circulation du sang, à cause que ces *sinus* appartiennent eux-mêmes à la distribution de la *Jugulaire* interne ; c'est-à-dire, qu'ils versent leur sang dans cette veine où la saignée qu'on pratique à la *Jugulaire* externe, n'apporte aucun changement. Il faut donc que la saignée du col, loin d'attirer alors aucune *dérivation* dans les artéres de la *dure-mere*, procure au contraire à l'égard de ces artéres une *révulsion* réelle, de la même maniére que nous avons prouvé qu'elle en produit une dans les mêmes circonstances à l'égard de la *Carotide* interne.

Il suit de ce qui vient d'estre expliqué, que la saignée du col, pourvû qu'on l'employe à propos, convient également dans tous les embarras du cerveau, soit qu'ils ayent leur siége dans la substance du cerveau, ou dans la *dure-mere* ; parce qu'elle est dans ces circonstances également *révulsive* à l'égard des artéres qui portent le sang à

ces différentes parties ; & qu'ainſi ſans
s'occuper du ſoin inutile de diſtinguer
ſcrupuleuſement la partie qui eſt affectée, on doit l'ordonner avec confiance
dans tous les maux qui attaquent le
dedans de la teſte ; pourvû qu'on ne
l'ordonne que dans les cas que nous
avons marquez, & avec les précau-
tions que nous avons recommandées.

Seconde objection. D'un coſté les artéres que la branche *maxillaire* de la
Carotide externe répand dans l'*orbite*,
par la fente *orbitaire* inférieure, fourniſſent de chaque coſté à la partie
antérieure de la *dure-mere*, une artére
qui pénétre dans le crâne par la fente
orbitaire ſupérieure : De l'autre coſté
les branches poſtérieures ou *occipitales*
de la *Carotide* externe communiquent
avec les artéres *Vertébrales*, & ſemblent contribuer par là à former en
partie les artéres poſtérieures de la *dure-
mere*, qui naiſſent des artéres *Vertébrales*, & qui pénétrent dans le crâne par
le trou *occipital.* Voilà donc des artéres

qui vont à la *dure-mere*, & qui naiſſent des branches de la *Carotide* externe, dans leſquelles la ſaignée du col attire une *dérivation* de noſtre propre aveu. Elles doivent donc participer à la *dérivation* qui ſe fait dans les rameaux d'où elles prennent origine; & par là la ſaignée du col doit eſtre *dérivative* à l'égard de la *dure-mere*, au moins par rapport à ces artéres, & par conſé-quent condamnable dans les engor-gements particuliers qui ménacent ou qui attaquent cette membrane.

Réponſe. Cette difficulté ne différe point de la précédente, & on doit la réſoudre de la même façon. Les artéres en queſtion ſont à la vérité des ra-meaux des différentes branches de la *Carotide* externe; mais ces artéres ré-pondent aux *ſinus* du cerveau, où la ſaignée du col n'augmente point la vîteſſe de la circulation, comme nous l'avons dit : ainſi cette ſaignée ne doit attirer dans ces artéres aucune *dériva-tion*, ſur tout lorſque la maſſe du ſang

est fort diminuée, & qu'elle ne peut
plus suivre que foiblement l'impression de la saignée. Au contraire, comme alors le sang qui aborde dans le
tronc de la *Carotide* externe, ne suffit
qu'à peine à remplir les rameaux artériels qui répondent aux différentes
veines qui aboutissent à la *Jugulaire*
extérieure qu'on a ouverte, & qui pendant que la saignée dure, se vuident par
cette raison plus vîte qu'à l'ordinaire,
une partie du sang qui auroit dû naturellement couler dans les artéres dont
il s'agit, doit se détourner de ce costé-
là, où la résistance est moindre : ainsi
la saignée du col doit dans ces circonstances produire une véritable *révulsion*
à l'égard de ces deux artéres, comme
nous avons prouvé qu'elle en produit
une alors par les mêmes raisons à l'é-
gard de la *Carotide* interne, & des branches de la *Carotide* externe, qui vont à
la *dure-mere* ; d'où il faut conclure que
cette saignée est également utile dans
tous les engorgements qui arrivent

aux vaisseaux de la *dure-mere*, de quelque endroit que ceux-cy prennent leur origine, & à quelque partie de cette membrane qu'ils appartiennent.

Troisième difficulté. La *Jugulaire* interne communique avec l'extérieure par de gros canaux *inter-médiaires*, qui sont comme autant d'espéces de veines *médianes*, lesquelles sont placées à la hauteur de l'angle de la machoire inférieure, & au-dessus de l'endroit d'où l'on saigne. Le sang qui sort dans la saignée du col, doit donc venir également de la *Jugulaire* interne & de l'externe : la circulation doit donc estre également accélérée dans les différentes veines qui forment l'un & l'autre de ces deux troncs, & par conséquent dans les artéres qui répondent à ces veines : en un mot, la saignée du col doit donc estre également *dérivative* à l'égard du dedans, & à l'égard du déhors de la teste, & par conséquent également dangereuse dans les maladies inflammatoires qui ménacent ces parties.

Réponse. Pour répondre à cette objection, il ne faut que faire attention à la disposition des canaux de communication qu'il y a entre la *Jugulaire* externe & la *Jugulaire* interne. Ces canaux naissent obliquement du tronc de la *Jugulaire* extérieure, environ à la hauteur de l'angle de la machoire inférieure; & après s'estre approchez en biaisant de la *Jugulaire* interne, vont s'y aboucher sous un angle fort aigu, environ un pouce au-dessous de l'endroit par où ils communiquent avec la *Jugulaire* intérieure. Il est certain qu'il n'y a point de *Valvules* dans ces canaux; ce qui fait qu'on peut dans les cadavres faire passer par là avec une égale facilité, l'air ou les *injections* de la *Jugulaire* externe dans l'interne, ou de l'interne dans l'externe. Mais on auroit tort de croire sur ce fondement, que ces canaux pussent dans les sujets vivants entretenir entre ces deux veines *Jugulaires* un commerce également réciproque : leur direction suffit pour

O iiij

faire comprendre qu'ils ne peuvent jamais servir dans l'estat naturel, à porter le sang de la *Jugulaire* interne dans l'externe ; il faudroit pour cela que le sang de la *Jugulaire* interne remontât contre son propre poids ; il faudroit qu'il vainquist l'angle aigu que forme l'*insertion* oblique de ces canaux dans la *Jugulaire* interne ; il faudroit enfin qu'il surmontât l'impétuosité du sang qui descend par la *Jugulaire* externe, & contre laquelle il iroit heurter de front. Or il est visible que cela est absolument impossible, à moins qu'on ne suppose l'extrêmité de la *Jugulaire* interne entiérement bouchée, ce qui n'arrive peut-estre jamais pendant la vie. On ne doit donc regarder ces canaux *intermédiaires*, que comme des canaux uniquement destinez à verser dans la *Jugulaire* interne une partie du sang qui revient de l'extérieur de la teste par la *Jugulaire* externe. On sçait que cette derniére veine s'abouche dans la *Jugulaire* interne, à la partie inférieure du col, & y verse le sang. Ces canaux de communication dont nous parlons, ne peuvent donc passer que pour des décharges anticipées de la *Jugulaire* extérieure dans l'intérieure ; & qui peuvent estre utiles dans les attitudes forcées de la teste, ou dans ses mouvements violents.

Dès que ce fait est ainsi éclairci, l'objection tombe d'elle-même. Les canaux de communication ne changent plus rien à l'effet de la saignée du col ; cette saignée ne tire du sang que de la *Jugulaire* externe, & n'accélére par conséquent le cours de la circulation que dans les rameaux de cette veine : elle n'en tire point de la *Jugulaire* interne, & n'augmente point par conséquent la vîtesse du sang qui revient du dedans du cerveau par les *sinus* qui forment cette veine. Cette saignée n'est donc *dérivative* qu'à l'égard des artéres qui répondent à la *Jugulaire* externe, c'est-à-dire, à l'égard de la *Carotide* externe : mais elle ne l'est

point à l'égard de la *Carotide* interne
qui répond à la *Jugulaire* interne ; au
contraire , elle doit eftre alors véritablement *révulfive* à l'égard de cette derniére artére , par les raifons que nous
avons déja répétées plufieurs fois.

Quatriéme difficulté. Il y a des communications notables des *finus* de la
*dure-mere,*avec les branches de la *Jugulaire* externe qui répandent dans l'*orbite;* non feulement avec celle qui fort
par la fente *orbitaire* inférieure , mais
auffi avec celle qui paffe du cofté du
grand angle. On peut facilement *in-
jecter* tous les *finus* par cette derniére
veine. Les veines du nez auffi communiquent librement avec les *finus* de la
dure-mere , de forte qu'on gonfle ces
finus en fouflant par ces veines. Enfin
les *finus occipitaux* communiquent avec
les *finus Vertébraux ,* qui communiquent eux-mêmes avec les branches
poftérieures de la *Jugulaire* externe.
Ces différents *finus* du cerveau peuvent donc, quand on faigne du col, fe

dégorger par ces communications, dans les branches de la *Jugulaire* externe, à mesure que ces branches se vuident par la saignée. Par là cette saignée doit hâter le cours du sang dans les *sinus*, & devenir par ce moyen *dérivative*, même à l'égard du dedans de la teste ; ce qui doit selon nos principes la rendre toûjours désavantageuse.

Réponse. Ces différentes communications sont réelles : mais nous pouvons supposer qu'elles ne sont formées que par la *bifurcation* de quelques veines de l'*orbite* & du globe des yeux, du dedans du nez, ou de la partie postérieure de la teste, qui par une de leurs branches s'abouchent avec les veines *orbitaires* & *angulaires*, avec les veines du nez, ou avec les veines *occipitales* de la *Jugulaire* externe, & qui par l'autre vont aboutir dans les *sinus* de la *dure-mere*, ou dans les *sinus Vertébraux*. On peut aisément dans les cadavres pousser à son gré les *injections* de dedans en déhors, ou de déhors en dedans, à la faveur des communications que ces branches forment; parce que la cavité de ces branches n'eſtant garnie d'aucunes *Valvules,* laiſſe le paſſage libre en tout ſens.

Mais il eſt vray-ſemblable qu'il n'en eſt pas de même dans les ſujets vivants; il y a apparence que ces branches y ſervent à verſer par deux endroits à la fois le ſang qu'elles reçoivent du tronc des veines d'où elles partent, d'un coſté dans les *ſinus* du cerveau ou dans les *ſinus vertébraux,* & de l'autre dans les rameaux de la *Jugulaire* extérieure qui ſont le plus à portée. Ainſi on peut regarder ces veines comme une double décharge que la nature a ſagement pratiquée pour la facilité de la circulation, dans les cas où le cours du ſang eſt extrémément gêné, ou tout à fait interrompu dans l'une ou l'autre de ces parties. Mais dans toute autre circonſtance, ces communications, non plus que celle de la *Jugulaire* externe avec l'interne, ne doivent pendant

la vie, entretenir aucun commerce
réciproque du dedans de la teſte au
dehors, ou du déhors au dedans; parce
qu'il faudroit pour cela que le ſang
rebrouſſaſt contre la détermination de
ſon cours, & contre le courant de celuy qui coule continuellement par
l'une de ces branches; ce qui eſt impoſſible.

Dans cette ſuppoſition, la ſaignée
du col ne ſçauroit appeller le ſang, ni
des *ſinus* du cerveau, ni des *ſinus vertébraux*, dans les rameaux de la *Jugulaire*
externe qu'on a ouverte, ni procurer
par conſéquent aucune *dérivation* à l'é-
gard des vaiſſeaux qui arroſent l'intérieur du crâne. Tout l'effet qu'elle peut
produire par rapport à ces communications, c'eſt qu'en vuidant tous les
rameaux de la *Jugulaire* externe, elle
doit hâter à proportion le cours du
ſang qui coule dans quelques-uns de
ces rameaux par les branches extérieures qui forment ces communications,
& diminuer d'autant la vîteſſe & la

quantité de celuy qui se seroit jetté, par les branches opposées, dans les *sinus* du cerveau, ou dans les *sinus verté-braux*. C'est par là, suivant les apparences, que le saignement du nez, même assez médiocre, produit ordinairement un soulagement si prompt & si effectif dans les embarras du cerveau & dans les maux de teste. Ainsi, loin qu'on ait à craindre que les communications qu'il y a de veine à veine du dedans de la teste avec le dehors, servent à attirer une *dérivation* sur le cerveau ou sur ses enveloppes, quand on saigne du col; il est visible au contraire, qu'elles doivent produire une espéce de *révulsion* nouvelle de veine à veine, qui doit dégager le cerveau, en diminuant l'abord du sang qui en auroit rempli les vaisseaux; ce qui ne peut manquer d'augmenter l'efficacité de cette saignée.

Mais ne profitons pas d'une supposition qui nous est avantageuse: pour mieux faire sentir la solidité des principes que nous suivons, mettons la difficulté dans toute sa force. Suppofons que les communications dont il eft queftion, puiffent entretenir un commerce réciproque du dedans de la tefte au dehors, & du dehors au dedans; nous convenons que dans ce cas la faignée du col, en vuidant les différents rameaux de la *Jugulaire* extérieure, vuidera auffi les *finus vertébraux* & les *finus* du cerveau, avec lefquels quelques-uns de ces rameaux communiquent; qu'elle y hâtera le cours de la circulation ; & qu'elle attirera par conféquent quelque *dérivation* dans les vaiffeaux de l'intérieur du crâne.

Mais il faut qu'on convienne en même temps, que cette *dérivation* ne fçauroit eftre que très petite; puifqu'elle doit être proportionnée à l'augmentation de l'écoulement qui fe fait des *finus* de la *dure-mere*, dans les branches de la *Jugulaire* externe ; & que l'augmentation de cet écoulement eft très petite elle même par plufieurs raifons, 1.º parce

que les canaux de communication
par où le fang doit couler, font petits:
2.º parce que ces canaux font à l'extrémité de quelques veines médiocres,
affez éloignées du courant du fang
que la faignée entraîne, 3.º parce que
le fang fe trouvant alors engorgé dans
les diftributions *capillaires* des vaiffeaux du dedans de la tefte, il ne coule
pas dans les *finus* en queftion avec
affez de liberté pour hâter le cours du
fang qui y croupit, & pour le pouffer
avec force dans les canaux de communication, qui pourroient le porter dans
les branches de la *Jugulaire* externe.

Cependant cette *dérivation*, toute
petite qu'elle eft, mérite quelque con-
fidération : & fi nous n'y avons eu
aucun égard quand nous avons évalué
l'effet de la faignée du col, c'eft que
nous avons jugé à propos d'eftablir la
regle en general, avant que de nous
occuper des exceptions qu'elle peut
fouffrir. Pour eftre exact dans le calcul, il faudroit diftraire cette petite

dérivation

dérivation de la *révulfion* que nous avons prouvé que la faignée du col doit produire à l'égard des artéres qui vont au dedans de la tefte. Mais comme il eft difficile, ou pour mieux dire impoffible d'évaluer au jufte à quoy cette *dérivation* peut monter; parce que le calibre & la direction des canaux, par où les *finus* de la *dure-mere* communiquent avec les branches de la *Jugulaire* externe, varient dans prefque tous les fujets, la diftraction en queftion eft impoffible auffi; mais heureufement on peut s'en paffer. On voit affez fans ce fecours, qu'une *dérivation* auffi légere ne doit pas beaucoup rabattre de la *révulfion* que les artéres du dedans de la tefte doivent fouffrir; qu'elle ne doit point par conféquent beaucoup diminuer les bons effets qu'on doit attendre de la faignée du col; & qu'ainfi cette faignée, toute compenfation faite, doit eftre toûjours utile & efficace dans les occafions où nous en confeillons l'ufage.

Part. I.   P

CHAPITRE VIII.

Où l'on donne des éclaircissements sur le chapitre précédent.

SI ce qui couste le plus à un Autheur, estoit toûjours ce qui satisfait le plus ses Lecteurs, le chapitre précédent n'auroit besoin ni d'apologie ni d'éclaircissements ; mais les difficultez que j'ay trouvées en traitant cette matiére, n'ont pû estre surmontées de maniére qu'elles ne se fassent encore sentir, quelque soin que je me sois donné pour les éclaircir. Qu'on ne s'imagine pas qu'il m'auroit esté aisé d'éviter tant d'embarras, en disant que la saignée de la *Jugulaire* agit comme purement *évacuative;* car cette théorie si commode & si simple, ne peut d'ailleurs contenter des esprits raisonnables, lorsqu'ils sçauront qu'elle est démentie par l'expérience qui fait connoître que ce n'est pas

comme *évacuative* précisément, que
cette saignée opére toûjours sur le cerveau. En effet, quelquefois elle le
charge d'une maniére manifeste : d'autres fois elle dégage très promptement ; ce qui suppose qu'il y a des occasions où par son moyen les vaisseaux
du cerveau se tendent de plus en plus,
& qu'il y a des circonstances où ils se
dégonflent par ce secours. Ces observations que tous les Praticiens ont sans
doute faites plusieurs fois, m'ont empê-
ché aussi de la regarder comme toûjours *révulsive* ; sentiment que nous
aurions adopté avec d'autant plus de
plaisir, que deux grands * Médecins
l'ont establi avec la confiance la plus
capable d'entraîner ceux qui avec raison sont prévenus en faveur de leur
mérite. Mais comme on ne peut
concilier cette opinion avec le mauvais succés dont cette saignée, faite

---

* Johan. freind. *Comment.*
de *febrib. ad Hipp. de morb.*
popularib. lib. 1. & 3. ac-
commod. pag. 112. & seq.

Car. Richa *Morbor. Vul-*
gar. Histor. anni 1721. num.
42. & sequent.

P ij

prématurément, est assez souvent suivie, il a fallu conclure que dans des
cas elle est *révulsive* par rapport au cerveau, ainsi qu'ils le démontrent: mais
que dans d'autres estats du corps, elle
doit estre tout l'opposé. Enfin comment se résoudre à la croire *dérivative*
sans exception, quand on voit que la
teste, qu'aucune autre saignée n'avoit
pû débarrasser, devient quelquefois
libre peu d'heures après qu'on a tiré
du sang de la *Jugulaire;* & qu'on a démontré que la *dérivation* sur une partie
engorgée, est dangereuse? Toutes ces
réfléxions que nous avons faites plus
d'une fois avant que de nous déterminer à rien décider sur la maniére dont
cette saignée agit dans les embarras
de la teste, nous ont porté à préférer
le sentiment qu'elle est non-seulement
évacuative, mais aussi *dérivative & revul-
sive* pour le cerveau, selon les différentes quantitez de sang qu'il y a alors
dans le corps de ceux sur qui on la
pratique. Mais comme de très bons

esprits à qui nous avons communiqué noftre ouvrage, & dont les décifions font d'un grand poids, ont eû beaucoup de peine à fe prefter à noftre fyftême, & qu'ils foutenoient que cette faignée devoit toûjours ou déterminer le fang au cerveau, ou toûjours l'en éloigner, puifque les pofitions des vaiffeaux demeurent les mêmes, nous avons crû devoir répondre à cette difficulté qui pourroit arrefter nos Lecteurs, & les jetter dans des doutes fur ce que nous avons avancé, & que nous fommes prefts cependant à facrifier à d'autres idées, de quelque part qu'elles nous viennent, fi elles font plus claires & plus folides que les nôtres ; trop contents d'avoir pû par nos conjectures, eftre l'occafion de la découverte de quelque vérité démontrée.

Pour répondre donc aux difficultez qu'on propofe contre ce que nous avons dit de l'ufage de la faignée du col, & pour eftablir la théorie que nous avons avancée fur ce point, il

P iij

ne s'agit que de prouver que la même
faignée peut eftre *dérivative* ou *révulfive*
à l'égard de la même partie, fuivant la
différente quantité de fang qui coule
dans l'artére commune d'où partent
d'un côté les artéres qui vont à la partie d'où l'on faigne, & d'où partent
de l'autre les artéres qui vont à la partie à l'égard de laquelle on veut connoître l'effet de la faignée. Ce principe eftabli, on n'aura plus de peine
à convenir que la faignée de la *Jugulaire* doit eftre dans de certains cas
dérivative à l'égard du cerveau, & qu'elle doit eftre dans d'autres *révulfive* à
l'égard de la même partie; ce qui eft
précifément la Théorie que nous avons
avancée.

Or, pour démontrer la vérité de ce
principe, il ne faut que faire attention
à l'exemple de la faignée du pied, &
aux différents effets que cette faignée
pourroit produire dans différentes fup-
pofitions.

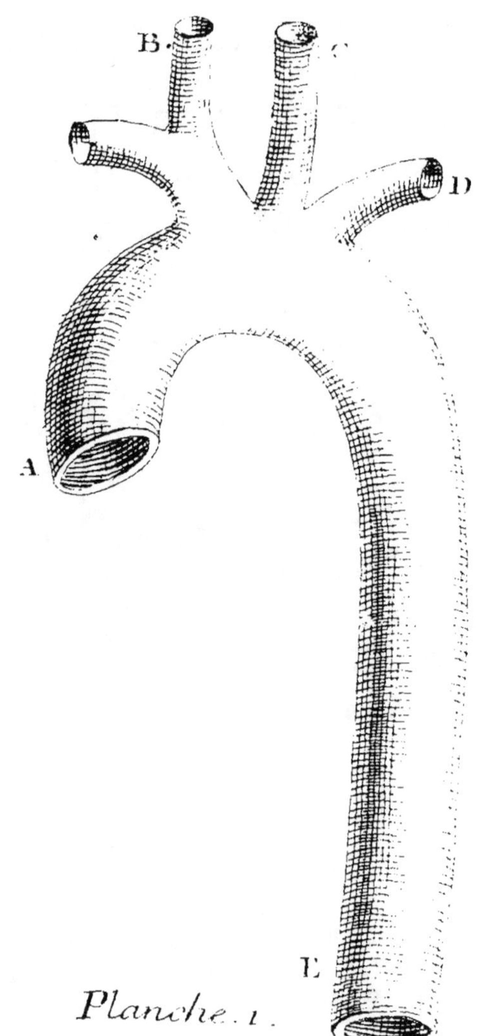

Planche. 1.

Première supposition.

Soit *A.* dans la première figure, le tronc de l'artére *Aorte* au sortir du cœur : soient *B. C. D.* les trois rameaux supérieurs qui partent de la partie convéxe de la courbure de cette artére, & dont les différentes branches se répandent aux parties supérieures : enfin, soit *E.* le rameau inférieur de la même artére, dont les branches se distribuënt à toutes les parties inférieures.

Il est certain par ce que nous avons dit en parlant de la Théorie de la saignée du pied, que si l'on ouvre la veine *Saphéne* à l'un des pieds, on accélérera la vîtesse du sang qui coule par le rameau inférieur de l'*Aorte E.* & que, comme le calibre de ce rameau continuëra cependant de rester le même, on augmentera par une suite nécessaire la quantité du sang qui y coulera en temps égal ; & qu'on l'augmentera à proportion de l'augmentation qui arrivera dans la vîtesse.

P iiij

Suppofons maintenant , comme cela eft effectivement vray , que la quantité de fang que le cœur fournit au tronc de l'*Aorte A.* & qui doit enfuite fe partager entre les quatre rameaux *B. C. D. E.* foit toûjours fenfiblement la même avant & pendant la faignée du pied, il s'enfuivra que l'augmentation dans la quantité de fang, que la faignée du pied détermine de nouveau dans l'*Aorte* inférieure *E.* devant eftre déduite d'une quantité de fang toûjours égale, elle devra eftre en pure perte fur le compte des trois rameaux fupérieurs *B. C. D.* lefquels devront par conféquent recevoir alors d'autant moins de fang chacun, qu'il en coulera plus dans le rameau inférieur *E.* à l'occafion de la faignée du pied.

C'eft par là que cette faignée eft conftamment *révulfive* à l'égard des parties fupérieures, qui reçoivent le fang des rameaux fupérieurs *B. C. D.* parce qu'il eft conftamment vray dans l'œconomie presente de la circulation, que la quantité de sang que le cœur fournit au tronc de l'*Aorte* A. est toûjours moralement la même, avant & pendant la saignée du pied.

Mais cela n'empesche pas qu'on ne puisse faire deux suppositions différentes, qui, quoyque fausses ou impossibles dans l'estat present de la nature, sont pourtant absolument possibles, & peuvent nous servir beaucoup à éclaircir la difficulté dont il s'agit.

Seconde supposition.

Si nous supposons donc , que le tronc de l'*Aorte* A. au lieu de prendre naissance du cœur , prenne naissance d'une cavité qui contienne toûjours du sang, & qui puisse luy en fournir plus ou moins, suivant que le calibre de ce tronc sera en estat d'en recevoir plus ou moins ; ou, ce qui revient au même, si nous supposons que le cœur, d'où ce tronc prend origine , puisse par une mécanique différente de celle qui a lieu dans l'ordre préſent de la nature, fournir à l'*Aorte* plus ou moins de ſang, ſuivant que cette artére pourra en recevoir plus ou moins ; il eſt viſible dans cette ſuppoſition, que comme la ſaignée du pied en accélérant le cours du ſang dans l'*Aorte* inférieure *E.* l'accélére auſſi dans le tronc *A.* qui y eſt continu, elle y déterminera par conſéquent une plus grande quantité de ſang ; puiſque le cœur peut en fournir davantage dans la ſuppoſition que nous venons de faire.

Suppoſons que cette nouvelle quantité de ſang, que la ſaignée du pied détermine de plus dans le tronc de l'*Aorte* A. ſoit préciſément égale à la quantité de ſang, qui eſt en même temps déterminée de ſurcroiſt dans l'*Aorte* inférieure *E.* Dans ce cas, il eſt évident que tout le ſang, qui coulera de plus dans le tronc *A.* paſſera en entier dans le rameau inférieur *E.* qu'il n'en paſſera point dans les rameaux ſupérieurs *B. C. D.* que ces rameaux ne ſçauroient par conſéquent ſe reſſentir dans cette ſuppoſition, d'aucune *dérivation* à l'occaſion de la ſaignée du pied : mais qu'ils ne ſçauroient auſſi ſe reſſentir d'aucune *révulſion* dans ce cas ; puiſque l'augmentation, qui arrive dans la quantité de ſang qui eſt attirée dans l'*Aorte* inférieure *E.* ne ſe fait plus aux dépens de ces rameaux.

Troiſiéme ſuppoſition.

Enfin, ſi nous ſuppoſons que la quantité de ſang que la ſaignée du pied attire de ſurcroit dans le tronc de l'*Aorte* A. ſoit plus grande que la quantité qui en eſt déterminée de plus dans l'*Aorte* inférieure *E.* en temps égal ; il eſt manifeſte qu'alors ce qui reſtera de plus, devra couler dans les rameaux ſupérieurs *B.C.D.* & qu'ainſi la ſaignée du pied ſera dans ce cas-là véritablement *dérivative*, même à l'égard des branches ſupériéures de l'*Aorte*.

Cette conſéquence n'a rien qui doive ſurprendre. C'eſt par une méchanique pareille, que la saignée du pied produit une *dérivation* dans toutes les artéres qui naissent du rameau inférieur de l'*Aorte*; parce qu'en attirant une plus grande quantité de sang dans l'*Aorte* inférieure, elle en attire aussi une quantité plus abondante dans tous les rameaux *collatéraux* qui en naissent. Il est vray que les rameaux supérieurs de l'*Aorte*, loin de se ressentir de cette *dérivation* dans l'estat present de la Nature, sont au contraire exposez par là à une *révulsion* très réelle : mais cela vient de ce que dans l'œconomie presente de la circulation, le tronc commun de l'*Aorte*, d'où ces rameaux prennent naissance, ne peut point se ressentir luy-même de la *dérivation*, & ne peut recevoir alors que la même quantité de sang qu'il recevoit auparavant. Mais il n'en est pas moins certain que la *dérivation* que la saignée du pied attire dans les branches de l'*Aorte* inférieure, s'étendroit jusqu'aux rameaux supérieurs eux-mêmes, si par

un nouvel arrangement de la circulation, la faignée du pied pouvoit augmenter la quantité de fang qui coule
dans le tronc commun, d'où naiſſent
les rameaux ſupérieurs & le rameau
inférieur de l'*Aorte*.

Il réſulte de ce qu'on vient de dire;
1.º Que lorſque la quantité de fang
qui coule du cœur dans le tronc de
l'*Aorte*, eſt la même, & avant la faignée
du pied & pendant cette faignée, ainſi
que cela arrive toûjours dans l'œconomie preſente de la circulation ; dans ce
cas-là la faignée du pied doit eſtre toûjours *révulſive* à l'égard des parties ſupérieures : & que la *révulſion* qu'elle
cauſe, doit eſtre auſſi grande qu'elle
peut eſtre, puiſqu'elle doit eſtre égale
à la *dérivation* totale qui ſe fait dans
l'*Aorte* inférieure.

2.º Que dans la ſuppoſition que la
faignée du pied attiraſt quelque *dérivation* dans le tronc commun de l'*Aorte*,
mais une *dérivation* moindre que celle
qu'elle attire dans la branche inférieure

de l'*Aorte ;* dans ce cas-là, la faîgnée du pied feroit encore *révulfive* à l'égard des rameaux fupérieurs : mais elle le feroit moins; attendu que la *révulfion* qu'elle pourroit procurer, ne pourroit eftre qu'égale au plus à la différence qu'il y auroit entre la *dérivation* moindre qui fe feroit dans le tronc de l'*Aorte*, & la *dérivation* plus grande qui fe feroit dans la branche inférieure de la même artére.

3.º Que fi la *dérivation* que la faîgnée du pied attireroit dans le tronc de l'*Aorte*, eftoit plus grande, & qu'elle fût égale à celle qu'elle attire dans la branche inférieure de la même artére; dans ce cas, cette faignée ne feroit plus *révulfive* du tout à l'égard des rameaux fupérieurs de l'*Aorte*, ni *dérivative* non plus : mais que tout l'effet qu'elle pourroit produire fur ces rameaux, devroit eftre attribué à la feule *évacuation.*

4.º Enfin, que fi la *dérivation* que la faignée du pied appelleroit dans le

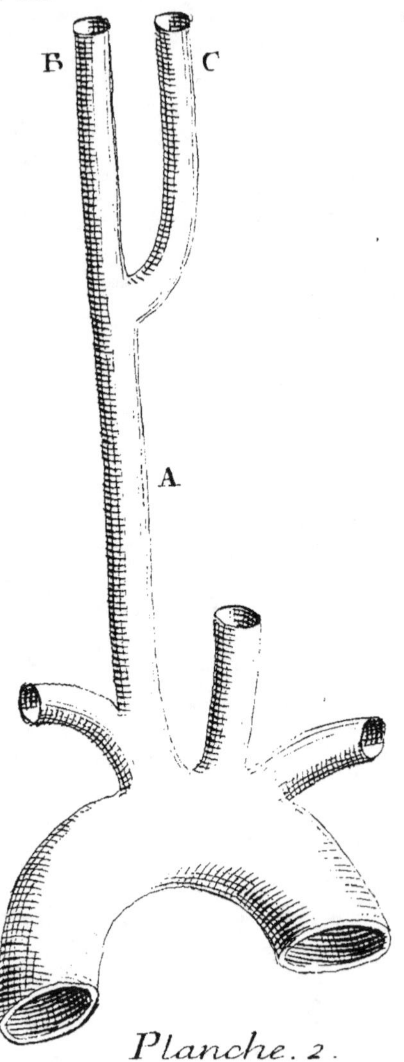

Planche. 2.

tronc de l'*Aorte*, estoit plus grande que celle qu'elle attire dans la branche inférieure, cette saignée seroit alors véritablement *dérivative*, même à l'égard des rameaux supérieurs de l'*Aorte :* & que la *dérivation* qu'elle y attireroit, seroit précisément égale à la différence qu'il y auroit entre la *dérivation* plus grande qui se feroit dans le tronc de l'*Aorte*, & la *dérivation* moindre qui se feroit dans la branche inférieure.

Ces conséquences sont incontestables. Il n'est question que de les appliquer à la saignée du col. Supposons donc que dans la seconde figure, *A.* represente le tronc de l'artére *Carotide;* que *B.* soit un tuyau égal à la somme de toutes les branches extérieures de cette artére, qui se répandent au dehors de la teste, & dont le sang est repris par les branches de la *Jugulaire* externe; & que *C.* soit un autre tuyau égal de même à toutes les branches de la *Carotide* interne qui vont au cerveau ou à ses enveloppes, & dont le fang revient par la *Jugulaire* interne.

Il n'y a aucun doute que la faignée de la *Jugulaire*, en hâtant le cours du fang qui revient par les différentes branches de cette veine, ne hâte à proportion le cours de celuy qui coule par l'artére *B.* qui répond à cette veine.

Il fuit donc de là que la faignée de la *Jugulaire* doit attirer une *dérivation* dans la *Carotide* externe *B.* & doit en attirer une autre auffi dans le tronc de la *Carotide* A. d'où cette *Carotide* externe prend naiffance.

Cette *dérivation* que la faignée du col attire dans le tronc de la *Carotide*, peut avoir trois différents rapports avec la *dérivation* que cette faignée caufe en même temps dans la branche externe de la *Carotide*. Elle peut eftre plus grande que cette autre *dérivation;* elle peut luy eftre égale; elle peut eftre moindre.

1.° Si elle eft plus grande, dans ce cas-là la faignée du col fera *dérivative* dans la branche interne de la *Carotide,*

&

& la *dérivation* qu'elle produira dans cette artére, fera précifément égale à l'excés de la *dérivation* qui fe fait dans le tronc de la *Carotide*, fur celle qui arrive dans la *Carotide* externe.

2.º Si la *dérivation* qui fe fait dans le tronc de la *Carotide*, eft égale à celle qui fe fait dans le même temps dans la *Carotide* externe; dans ce fecond cas la faignée du col ne fera ni *dérivative* ni *révulfive* à l'égard de la *Carotide* interne, & des parties où cette *Carotide* va aboutir; & tout l'effet qu'elle pourra produire fur ces parties, dépendra uniquement de l'*évacuation* qu'elle procure.

3.º Enfin fi la *dérivation* qui arrive dans le tronc de la *Carotide*, eft plus petite que celle qui fe fait dans la *Carotide* externe; dans ce troifiéme cas, la faignée du col deviendra *révulfive* à l'égard de la *Carotide* interne, & des parties où cette *Carotide* porte le fang; & cette *révulfion* fera égale à l'excès de la *dérivation* qui fe fait dans la *Carotide* externe, sur la *dérivation* qui se fait dans le tronc commun d'où naissent les deux branches de la *Carotide*.

Les différents rapports que nous establissons entre la *dérivation* qui se fait dans le tronc de la *Carotide*, & celle qui se fait dans la branche externe de la même artére, ne sont point chimériques, comme ceux que nous avons admis entre la *dérivation* que nous avons supposé qui pourroit arriver dans le tronc de l'*Aorte*, & celle qui dans le même cas arriveroit dans la branche inférieure. Ils sont au contraire très effectifs, & c'est par là qu'on doit expliquer la différence des effets que la saignée du col produit, & la diversité des succès dont elle est suivie.

Nous avons prouvé dans le chap. de la *dérivation*, que la *dérivation* particuliére qui se fait dans l'artére qui répond à la veine qu'on a piquée, est toûjours la même ; pourvû que la quantité de sang qu'on tire par la saignée, soit la même ; & qu'au contraire la *dérivation* qui se fait dans le tronc qui s'estend depuis la premiére division de l'*Aorte* près du cœur, jusqu'à l'artére qui répond à la veine piquée, diminuë à proportion que la quantité de sang qui est dans les vaisseaux, se trouve moindre ; quoyque d'ailleurs la quantité de sang qu'on tire, soit la même.

Il suit de-là, 1.º que si l'on saigne du col une personne *plethorique* dans le commencement de la maladie, & avant que les vaisseaux ayent esté défemplis par d'autres saignées, la *dérivation* qui se fera dans le tronc de l'artére *Carotide*, sera alors plus grande que celle qui se fait dans la branche externe ; & qu'ainsi la saignée du col sera alors *dérivative* sur la branche interne de la *Carotide*, & sur le cerveau même où cette branche va aboutir ; & qu'elle sera par conséquent nuisible.

2.º Que si l'on employe cette saignée lorsque les vaisseaux ont esté déja vuidez par quelques saignées, la *dérivation* qui arrivera dans le tronc de la *Carotide*, sera alors plus petite ; celle qui se fait dans la branche externe demeurant la même ; attendu que l'évacuation causée par la saignée, est supposée la même. Ainsi la *dérivation* qui se fera alors dans le tronc de la *Carotide* par le moyen de la saignée du col, pourra estre en certaines occasions égale à celle qui se fait dans le même temps dans la *Carotide* externe ; & dans ce cas-là, cette saignée ne sera ni *révulsive* ni *dérivative* à l'égard du cerveau, & ne produira sur cette partie d'autre effet que celuy qu'on auroit pû attendre d'une saignée simplement *évacuative*.

3°. Enfin si l'on pratique cette saignée sur un sujet qui ait déja essuyé un grand nombre de saignées, & en qui la quantité de sang soit fort diminuée, la *dérivation* qui devra se faire dans le tronc de la *Carotide*, sera moindre que celle qui se fera dans la *Carotide* externe; & alors la saignée du col deviendra véritablement *révulsive* à l'égard de la *Carotide* interne, & à l'égard du cerveau où cette *Carotide* aboutit : & la *révulsion* qu'elle produira, sera plus grande que celle que la saignée du pied pourroit produire dans les mêmes circonstances, comme nous l'avons fait voir dans le chap. de l'usage de la saignée du col.

On voit par là que la saignée de la *Jugulaire* peut avoir des succès très différents, & devenir nuisible, indifférente ou utile, suivant le différent estat où se trouvent ceux sur qui on la met en usage. C'est ainsi que l'expérience fait voir que la saignée du pied, qui dans les femmes *pléthoriques* a accoûtumé de provoquer très promptement & très efficacement l'*éruption* des *regles*, n'a presque aucun effet dans les personnes épuisées par plusieurs saignées, ou par une longue maladie ; parce qu'elle ne produit dans celle-cy aucune *dérivation* dans les artéres *hypogastriques* & *uterines*, ou n'en produit

Q iij

qu'une très foible : au lieu que la *dérivation* qu'elle attire dans ces mêmes artéres, est très grande & très prompte dans les personnes dont les vaisseaux sont pleins de sang.

COROLLAIRE I.

Comme il est très difficile de déterminer au juste la quantité du sang qui reste dans le corps d'un malade, il doit estre également mal aisé de juger de celle qui par la saignée de la gorge sera attirée de plus qu'auparavant dans le tronc commun des *Carotides*. Or comme c'est la différente quantité de sang qui est attirée dans ce tronc à l'occasion de la saignée de la *Jugulaire*, qui fait que cette saignée est *dérivative* ou *révulsive* à l'égard du cerveau; il s'ensuit qu'on doit estre plus embarrassé pour ordonner à propos la saignée de la *Jugulaire*, que pour ordonner celle du pied, qui est toûjours *révulsive* par rapport au cerveau, quelque quantité de sang qu'il y ait dans le corps. Et

comme dans un cas douteux, il est
de la prudence de conseiller pluſtoſt ce
qui peut ſoulager ſûrement, quoyque
moins efficacement, que ce qui peut
procurer quelquefois à la vérité un
plus grand avantage, mais aussi qui
peut eſtre ou preſque inutile, ou même
dangereux; il s'enſuit qu'il vaut mieux
faire encore une ou deux ſaignées du
pied de plus, quand celle de la gorge
paroiſt déja indiquée, que de pratiquer
celle-cy quand la tenſion de l'artére eſt
encore forte; la *révulſion* eſtant d'autant
plus ſûre par la ſaignée de la gorge, que
la quantité du ſang eſt plus diminuée.

COROLLAIRE II.

Il ſuit de ce qui a eſté eſtabli, qu'on
doit différer cette ſaignée encore plus
long-temps quand la fiévre eſt vive.
En effet, quand le ſang a beaucoup de
mouvement, il doit arriver que dans
le moment qu'on ferme la veine *Jugulaire*, la réſiſtance que le ſang contenu
dans le tronc commun des *Carotides*,

trouve tout à coup à se porter vers la *Carotide* externe, luy donne lieu de s'élancer brusquement vers l'interne : donc il fera une secousse forte sur le sang de ses rameaux, qui poussant le sang contre les obstacles qui gênent son cours dans le cerveau, peut donner lieu à quelque épanchement : ainsi si lon doit saigner tard de la *Jugulaire* ceux qui n'ont pas de fiévre, on doit encore différer davantage cette saignée dans ceux où le mouvement du sang est violent & rapide.

COROLLAIRE III.

Comme l'artére *Temporale* est une branche de la *Carotide* externe, il s'ensuit que la saignée qu'on y pratique, doit produire à peu près les mêmes effets que celle de la *Jugulaire* ; puisque celle-cy n'opére qu'en déterminant le sang vers la *Carotide* externe, & le détournant de l'interne qui le reçoit du même tronc. Or en ouvrant l'artére *Temporale*, on augmente la quantité

& la vîteffe du mouvement du fang qui s'y élance, & par conféquent on détourne le fang qui fe feroit porté dans les vaiffeaux intérieurs de la tefte. Cependant elle peut avoir un inconvénient que celle de la *Jugulaire* n'a point: en effet, comme la rapidité avec laquelle le fang fort de l'artére, eft beaucoup plus confidérable que la vîteffe avec laquelle il coule de la veine, les ouvertures eftant fuppofées égales, il s'enfuit que lorfqu'on vient à fermer l'artére en finiffant la faignée, le contre-coup du fang qui trouve un obftacle dans l'endroit où il fe portoit avec violence, eft plus rude fur l'intérieur, que celuy qui arrive en fermant la veine d'où le fang fortoit plus lentement : donc la fecouffe que le fang artériel, qui rencontre une digue qui le fait réjaillir vers la *Carotide* interne, y peut faire, eft plus forte, & par conféquent plus formidable que celle que peut occafionner la fin de la faignée de la *Jugulaire*.

CHAPITRE IX.

De l'utilité de la saignée du pied dans la fiévre continuë.

COMME le volume du sang augmente de près du double dans la fiévre, par la raréfaction & le boüillonnement qui y surviennent ; & comme la rapidité du cours de la circulation croist en même temps à proportion; il est à craindre dans cette maladie, 1.° Que les vaisseaux trop pleins ne pressent le tissu délicat des *viscéres*, & n'interrompent les fonctions importantes ausquelles la Nature les a destinez, 2.° Que le sang arresté dans les extremitez *capillaires* des vaisseaux *engoüez*, ne se fraye de nouvelles routes dans les *lymphatiques* qui en prennent naissance, & ne donne lieu à des inflammations, 3.° Qu'il ne se fasse des fentes ou félures dans les vaisseaux, obligez de crever à force d'estre trop remplis; ce qui produiroit des extravaſations dangereuſes.

C'eſt pour remédier à ces inconvé-niens, qu'on ſe preſſe d'employer la ſai-gnée dans la fiévre. Il eſt inutile de s'occuper du lieu d'où il convient de ſaigner, quand le mal n'a point encore de ſiége affecté, & qu'il ne s'agit que de diminuer le volume du ſang : nous avons prouvé que toute ſorte de ſai-gnée eſt également propre pour cet effet. Ce ſoin ne regarde que les em-barras, ou les engorgemens déja for-mez. Il faut alors, ſuivant les princi-pes que nous avons eſtablis dans le cours de ce traité, ſaigner toûjours du bras, ſi le mal eſt dans les parties in-férieures qui reçoivent le ſang du tronc de l'*Aorte* deſcendante, & au contraire ſaigner toûjours du pied, ſi le mal eſt fixé dans les parties ſupérieures où le ſang eſt porté par les branches aſ-cendantes de l'*Aorte*.

Mais c'eſt peu que de ſonger à re-médier au mal quand il eſt déclaré; la prudence d'un Médecin doit aller plus loin. Formé par la raison & par l'obfervation, & inftruit de la nature, du caractére, & des allures de la maladie qu'il a à traiter, il doit prévenir les accidens qui ont couftume de l'accompagner, & fe précautionner contre les fuites qu'on a lieu de craindre, & qu'elle améne ordinairement.

I. C'eft par cette raifon qu'il faut fe hâter d'employer la faignée du pied dans la fiévre continuë, & l'employer même préférablement à celle du bras ; parce que la raifon & l'expérience apprennent qu'il y a plus de rifque pour le cerveau dans cette maladie, que pour les *vifcéres* du bas ventre ; & que c'eft par les inflammations ou les embarras du cerveau, que les malades périffent le plus fouvent.

1.° Comme le cœur eft plus près du cerveau, que de la plufpart des *vifcéres* du bas ventre, le fang qu'il pouffe vers le cerveau, y monte par un chemin plus court : il y monte

d'ailleurs par un chemin plus droit;
parce que les artéres qui l'y portent,
s'offrent en plein au courant direct qu'il
suit au sortir du cœur. Il doit donc y
aborder avec plus d'impétuosité que
n'en a celuy qui est porté aux *viscéres*
du bas ventre, lequel non seulement
a plus loin à aller, mais est encore
obligé de se rompre & de se réfléchir,
pour suivre le contour que fait la courbure de l'*Aorte* descendante; ce qui
doit ralentir doublement la vîtesse de
son mouvement.

2.º Il va beaucoup plus de sang au
cerveau qu'aux *viscéres* du bas ventre;
disons mieux, il va autant de sang au
cerveau seul, qu'à tous les *viscéres* du
bas ventre ensemble; car les deux *Carotides* internes, les deux *Vertébrales*,
& les deux petites *Carotides* des *méninges*, qui portent le sang au cerveau,
sont égales à l'artére *Cœliaque*, & aux
deux *Méfenteriques*, qui le fournissent
à toutes les parties flotantes du bas
ventre.

3.º Les vaiſſeaux du cerveau ſont plus minces que ceux des autres parties, & revêtus de *tuniques* moins fermes. La ſubſtance du cerveau où ils ſe diſtribuënt, eſt plus molle auſſi que celle des autres *viſcéres*; cela va juſqu'au point qu'elle ne ſçauroit preſque ſoutenir l'effort des *injections*. De pareils vaiſſeaux & une ſubſtance de ce caractére ne peuvent avoir que peu de reſſort, & ne doivent par conſéquent exprimer que bien foiblement le ſang qui y eſt porté. Il eſt vray que la contraction de la *dure* & de la *pie-mere* aide à la circulation du ſang dans le cerveau; ſans cela le ſang auroit beaucoup de peine à y circuler: mais les *viſcéres* du bas ventre, outre la fermeté des membranes de leurs vaiſſeaux, ſont pourvûs de même d'un pareil ſecours, & même d'un ſecours plus fort; car le *Diaphragme* & les muſcles du bas ventre qui les renferment, ſont plus charnus que la *dure-mere*, & capables par conſéquent de ſe contracter avec plus de force, & de hâter plus efficacement le cours de la circulation. Ainſi il reſte toûjours certain que le ſang doit revenir plus lentement du cerveau, que des autres *viſcéres*, ſoit par le peu de reſſort des vaiſſeaux de cette partie, ſoit par la moleſſe de ſa ſubſtance, ſoit par la foibleſſe des ſecours qui y favoriſent la circulation.

4.º Les vaiſſeaux ſanguins qui entrent dans la compoſition du cerveau, ſont plus fins & plus déliez que ceux des autres parties : de-là vient qu'ils ſe réduiſent en une eſpéce de boüillie, avec quelque délicateſſe qu'on y touche : ils ſont d'ailleurs repliez & entortillez ſur eux-mêmes en mille façons. Cette *ténuité* de leurs *tuniques*, cette fineſſe de leurs calibres, & ces entortillements répetez ſont de nouvelles cauſes qui doivent y ralentir la circulation.

Cette diſpoſition du cerveau, telle que nous venons de la décrire, a eſté ſagement ordonnée par l'Auteur de la nature. Il falloit qu'il abordât beaucoup de sang au cerveau, pour qu'il s'y séparât beaucoup d'esprits animaux : il falloit que le sang qui y aborde, fût subtil & agité, pour y fournir une liqueur *tenuë* & spiritueuse : il falloit qu'arrivé au cerveau il y circulât lentement, pour donner le temps aux esprits de se séparer en abondance : il falloit qu'il traversât des vaisseaux fins & déliez, pour s'affiner dans la route, & s'y subtiliser jusqu'au point de se convertir en esprits animaux : il falloit enfin que la substance du cerveau fût molle & aisée à ébranler, pour estre susceptible des moindres impressions que les différents corps peuvent faire sur les organes. Mais tous ces avantages, si heureusement ménagez pour l'estat de santé, deviennent souvent des désavantages réels dans l'estat de maladie. Ce sont en particulier autant de causes, qui, dans la fièvre continuë, aboutissent à produire des embarras fréquents dans les vaisseaux

du

du cerveau, & qui rendent dans ces occafions cette partie fi fujette aux engorgements.

Nous ne prétendons point expliquer icy la nature de la fiévre ; ce feroit une digreffion entiérement hors d'œuvre. Il fuffit de remarquer qu'il y a ordinairement dans la fiévre deux temps diftincts ; le temps du friffon, & le temps de l'*effervefcence* ; & que dans tous les deux, les engorgements du cerveau font à craindre.

Dans le friffon par où la fiévre a accoutumé de commencer, le fang eft épaiffi, & fa circulation eft ralentie ; la petiteffe du poulx, la pâleur du vifage, & le froid qu'on reffent dans le corps, en font des preuves affez manifeftes. Il eft dangereux alors, que le fang trop épais ne s'arrefte aux extrémitez *capillaires* des vaiffeaux extrêmément fins qui compofent la fubftance du cerveau, fans pouvoir les franchir. Il eft dangereux de même, que le fang qui alors eft lent à

Part. I. . R

circuler dans le reste du corps, ne contracte un trop long séjour dans le cerveau où il a accoûtumé déja de circuler plus lentement qu'ailleurs, par les raisons que nous avons dites. Il est donc dangereux qu'il ne se fasse dans le frisson de la fiévre, des engagements sourds dans les vaisseaux du cerveau; & nous avons raison de dire que cette partie est plus exposée à cet inconvénient, que les autres *viscéres* du corps.

Le danger est encore plus grand dans l'*effervescence* de la fiévre : dans cet estat le sang roule avec plus de rapidité qu'à l'ordinaire; met moins de temps à aller du cœur aux parties, & à retourner des parties au cœur; il s'offre plus souvent & plus abondamment aux ventricules du cœur; en est plus fortement & plus souvent exprimé dans les artéres; détermine des contractions de ces vaisseaux, plus grandes, plus fortes, plus fréquentes. Ces faits sont évidemment établis par la

force avec laquelle le cœur & les artéres se contractent dans la fiévre par
la fréquence de leurs battements, par
la vîtesse avec laquelle le sang sort
dans la saignée, par la promptitude
avec laquelle il remplit les palettes,
par l'estenduë du jet qu'il fait en sor-
tant, &c.

Ce n'est pas qu'il ne se puisse faire
que dans l'*effervescence* le cours de la
circulation soit ralenti, arresté, interrompu dans quelque partie : il y a même apparence que c'est là ce qui cause principalement la fiévre, & ce qui
l'entretient tant que le même dérangement subsiste. Mais cette interrup-
tion ou ce retardement ne regarde jamais que quelque partie en particulier :
par tout ailleurs la vîtesse du sang est
augmentée dans les *fébricitans*, tant
dans les artéres que dans les veines,
tant dans les grands vaisseaux que dans
les petits : car l'œconomie & l'uniformité de la circulation ne souffrent
point de distinction là-dessus; & il faut

que le sang aille plus vîte dans toute l'estenduë du cercle qu'il parcourt, pour pouvoir aller plus vîte dans un seul endroit.

Telle est la théorie de la fiévre, la plus généralement reçûë : mais cette théorie doit inspirer de justes craintes sur le danger où le cerveau se trouve exposé pendant l'ardeur de la fiévre.

1.º Comme le sang se raréfie par l'effervescence qui arrive dans le fort de la fiévre; celuy qui est porté au cerveau, doit gonfler les vaisseaux de cette partie par sa raréfaction, & les gonfler plus à proportion que ceux du reste du corps; parce qu'ils sont moins en estat de résister à la dilatation, soit par rapport à la foiblesse de leurs *tuniques,* soit par rapport à la molesse de la substance qui les entoure. Un fait anatomique bien certain, prouve encore cette verité : les vaisseaux du cerveau manquent d'un secours qui empêche ceux du bas ventre, par exemple, d'estre aussi aifément dilatez : ceux-cy en effet ont une gaîne *membraneufe* d'un tiffu affez ferme, qui borne (pour ainfi dire) le degré de leur *diftenfion ;* & comme cette efpéce de *capfule* a du reffort, elle favorife le rapprochement de leurs *parois*, quand l'effort du fang les a trop écartez : mais cette ftructure ne fe trouvant pas dans le cerveau ; rien ne contre-balance la force avec laquelle un fang raréfié pouffe du centre à la circonférence les coftez de fes vaiffeaux. Il eft donc évident que quand même leurs *tuniques* propres feroient auffi fermes que celles des vaiffeaux du bas ventre, ce qui n'eft point, il feroit toujours conftant que ceux du cerveau feroient expofez à un dégré de dilatation plus confidérable, que celuy qu'une force pareille qui s'y appliqueroit également, pourroit produire ailleurs.

2.° Comme le cœur bat avec plus de violence dans l'ardeur de la fiévre, il doit communiquer plus d'impétuofité

au sang qu'il pousse dans toutes les
artéres du corps : & cette impétuosité doit se faire sentir dans le cerveau
plus que dans les *viscéres* du bas ventre ; parce que le cerveau est moins
éloigné du cœur. Comme les artéres
Carotides & les *Vertébrales* vont en se
retrécissant sensiblement après avoir
percé le crâne, il s'ensuit que le sang
doit acquerir un nouveau dégré d'impétuosité en les parcourant : au lieu
que les artéres du bas ventre ne prenant la figure conique qu'après un long
trajet, & même d'une maniére insensible ; la vîtesse du sang qui y coule, ne
peut s'accroistre de même : donc aussi,
par cette raison, le sang aborde avec
plus d'impétuosité au cerveau qu'aux
autres *viscéres*, & par conséquent mé-
nace plus le cerveau que les autres
parties : & parce que le sang qui entre
avec impétuosité dans un tuyau conique, doit faire plus d'effort sur les
costez que lorsqu'il coule dans un
canal d'un diamètre assez égal ; il

s'enfuit que lorfqu'un fang raréfié, tel qu'il l'eft dans la fiévre, eft pouffé avec violence dans les artéres qui le portent à la tefte, il doit agir avec plus de force fur leurs *parois*, qu'il n'agit fur les coftez des vaiffeaux du bas ventre : donc dans le fort de la fiévre il y a plus de rifque pour le cerveau, que pour le bas ventre.

3.° Comme le cœur fe contracte avec plus de force, le fang qui en eft exprimé, doit fuivre avec plus de rapidité le courant de la détermination directe : il doit donc couler plus abondamment dans les rameaux fupérieurs de l'*Aorte*, qui s'offrent en plein à ce courant : & il doit au contraire fe détourner en moindre quantité vers le tronc inférieur de cette même *Aorte*, lequel fe recourbe en bas ; ce qui fait qu'il en doit alors aller beaucoup plus à proportion dans le cerveau, que dans les autres *vifcéres*.

4.° Le poids que le fang a dans l'eftat naturel, produit deux avantages à la fois pour la circulation dans le cerveau : il ralentit l'impétuofité du fang qui monte en haut, & il facilite en même temps le retour de celuy qui en defcend. Mais comme dans la fiévre le fang perd de fon poids à proportion qu'il fe raréfie ; il s'enfuit que le fang doit monter alors au cerveau plus facilement, & par conféquent plus abondamment ; & qu'il doit au contraire en revenir plus difficilement & en moindre quantité.

5.º Il n'y a pas jufqu'à la fituation des malades, qui ne contribuë à nuire à la circulation du fang dans le cerveau. Dans l'eftat de fanté, la tefte eft droite & élevée à plomb ; ce qui retarde le cours du fang vers cette partie, & facilite fon retour : mais dans le fort de la fiévre, lorfqu'un malade eft couché, la fituation *horizontale*, ou prefque *horizontale* de la tefte, fait que l'abord du fang eft plus facile, & que le retour l'eft moins ; ce qui doit doublement contribuer à engorger le cerveau. C'eſt le contraire à l'égard du bas ventre : le ſang doit y aller moins aiſément & en moindre quantité, & doit en revenir plus facilement & plus abondamment quand on eſt couché, que quand on eſt debout.

6.º Les cruditez dont les premiéres voyes ſe trouvent ordinairement farcies dans la fiévre, leſquelles ne devroient, ce ſemble, produire des embarras que dans le bas ventre, aboutiſſent enfin à en produire dans le cerveau même, & doivent par conſéquent contribuer à redoubler nos craintes. L'eſtomac & les inteſtins gonflez par la quantité ou par le boüillonnement des matiéres, compriment le tronc de l'*Aorte*, & les rameaux qui en naiſſent pour ſe diſtribuer dans le bas ventre ; & forcent de cette maniére un plus grand volume de ſang à monter au cerveau, en l'empêchant de deſcendre dans le bas ventre avec la liberté ordinaire. De-là vient que dans les fiévres continuës, les embarras de la tefte, & les gonflements ou *Météorifmes* du bas ventre marchent prefque toûjours enfemble.

Ce font autant de circonftances malheureufes pour le cerveau, qui luy font propres, & qui le ménacent d'un engagement prochain : dans la fiévre le fang y coule alors avec plus de rapidité & en plus grande abondance que dans les autres parties ; il y monte plus facilement qu'auparavant, & en revient avec plus de peine ; il s'y raréfie & s'y gonfle avec plus de liberté qu'ailleurs. Ces caufes réünies doivent y produire des engorgements plus fréquents que dans les autres *vifcéres ;* fur tout fi l'on fait attention au nombre & à la *ténuité* des vaiffeaux de cette partie, à la délicateffe de leurs *tuniques*, aux replis qu'ils y forment en mille fens différents, à la molleffe de la fubftance qui les entoure, & à la foibleffe des fecours qui aident à en exprimer le fang.

Nous avons prouvé d'une maniére

convainquante que le cerveau est plus
exposé aux engorgements, que ne le
font les *viscéres* du bas ventre.

A la vérité les preuves que nous
avons employées, n'estant pas appliqua-
bles au poulmon, du moins pour la plû-
part, on peut avoir quelque lieu de douter s'il est vray en effet que le cerveau
soit plus menacé dans la fiévre, que toutes les autres parties du corps, ainsi que
nous l'avons insinué; & si dans cette
occasion c'est à sa sûreté que les Médecins doivent principalement veiller.
Ces doutes seront aisément levez, si
l'on fait les réflexions suivantes.

1.° Les vaisseaux du cerveau font
plus susceptibles de dilatation, que ne
le font ceux du poulmon; car outre
que ceux-là, lorsqu'ils ont percé le
crâne, ont des *tuniques* plus minces
que celles des rameaux de l'artére *pul-*
monaire, c'est que ces derniers font en-
veloppez dans une gaîne *reticulaire* qui
s'oppose à leur extrême gonflement.
Ce n'est pas tout : les *bronches* qui

accompagnent les vaisseaux les plus
sensibles, les pressent alternativement;
ce qui ne contribuë pas peu au rapprochement de leurs costez, & pourroit suppléer au ressort qui leur manque. Les *cellules* de la propre substance
du poulmon, qui contiennent de
l'air, résistent utilement à l'écartement
des *parois* des vaisseaux *capillaires ;* &
par la force du ressort de l'air qu'elles renferment, elles aident à contre-
balancer l'effort que la raréfaction
du sang fait sur ces mêmes *parois.*
Tant de secours sont particuliers à ce
viscére ; & le cerveau s'en trouve pri-
vé. Enfin le changement qui arrive
dans le diamètre des vaisseaux du poulmon, qui quelquefois sont froncez
dans toute leur estenduë, & quelquefois allongez selon le jeu & le gonflement des *bronches* & des *vésicules* dans
le mouvement de la respiration ; tout
cela détruit tout paralléle entre les
vaisseaux du poulmon & ceux du
cerveau, & prouve que le sentiment

que nous avons eſtabli, acquiert un
nouveau dégré d'évidence par l'examen le plus détaillé.

2.º Nous avons fait ſentir que le
cœur eſtant plus près du cerveau, que
du bas ventre, le ſang eſt pouſſé plus
impétueuſement à la teſte, que vers
la parties du bas ventre : mais quoyque le poulmon ſoit encore plus voiſin
du cœur que le cerveau, noſtre propoſition n'en reçoit aucune atteinte.
En effet, le ſang qui va au poulmon,
y eſt pouſſé par le ventricule droit du
cœur, & celuy que reçoit le cerveau
ainſi que le bas ventre, y eſt dardé par
le ventricule gauche. Or celuy-cy a
incomparablement plus de force que
l'autre, comme le nombre de ſes fibres, ſon tiſſu ſerré, &c. en ont con-
vaincu tous les Anatomiſtes : donc il
reſtera certain que non ſeulement le
cerveau eſt plus menacé dans la fiévre,
par l'impétuoſité du ſang que le cœur y
pouſſe, que ne l'eſt le bas ventre ; mais
qu'il l'eſt même plus que le poulmon,

où le sang est poussé plus foiblement.

3.° Le sang qui va au poulmon, a bien plus de facilité à passer de l'artére dans la veine, que celuy qui est porté au cerveau. La facilité avec laquelle les *injections* suivent ce chemin, en est une assez bonne preuve : or plus le sang aura de liberté de continuer sa route , & moins il agira contre le solide des vaisseaux : donc par cette raison aussi ceux du poulmon seront moins en risque pendant la fiévre , que ceux du cerveau ; les *coudes* & les courbures estant en effet incomparablement plus nombreux dans les vaisseaux du cerveau , que dans ceux du poulmon ; la force avec laquelle le sang frappe contre l'endroit des résistances , peut estre plus dangereuse pour l'une de ces parties , que pour l'autre : & le danger de l'engorgement sera plus fréquent & plus imminent pour le *viscére* où le chemin du sang est le moins droit.

4.° Comme c'est ordinairement dans

les *capillaires* que les engorgements
arrivent, & que plus le sang a de
chemin à faire dans les *capillaires*,
plus il est vraysemblable qu'il s'engor-
gera; il s'enfuit que les vaisseaux *capillaires* du cerveau estant d'une fort
grande estenduë, ceux du poulmon au
contraire estant extrémement courts;
le risque que peuvent encourir les uns,
sera au danger dont les autres sont
ménacez, dans cette proportion: d'où
il suit que le poulmon est moins exposé à s'embarrasser, & dans le frisson
de la fiévre, & dans l'ardeur qui le suit,
que ne l'est effectivement le cerveau.

5.° Enfin, par la disposition méchanique des parties de nostre corps, le
sang qui passe dans le poulmon, y
produit des ébranlements qui déterminent la grandeur & la fréquence de
la respiration; c'est-à-dire, que le sang
donne occasion à l'air d'entrer plus ou
moins dans le poulmon, selon le séjour
qu'il y fait, & selon le dégré de force
avec lequel il dilate les vaisseaux de

cette partie. Or comme l'air qui entre dans le poulmon, y facilite la circulation du sang, de l'aveu de tout le monde, il s'ensuit que le sang trouve une ressource dans le poulmon pour suivre plus librement son cours ; & que, pour me servir de ces termes, ce secours est proportionné à ses besoins : & qu'au contraire celuy qui va au cerveau, loin d'y recevoir l'impression d'une cause qui aide à le faire rouler, y perd des parties qui favorisent son mouvement. Donc, toutes choses égales, il doit pluftoft s'engorger dans le cerveau, que dans le poulmon.

Ce n'est pas par pure spéculation', que nous sommes plus allarmez pour le cerveau, que pour toutes les autres parties, pendant l'ardeur & la violence d'une fiévre continuë.

Nos craintes ne font que trop justifiées par les accidens qui accompagnent cette maladie.

Il y a peu de grandes fiévres où l'on n'ait de la douleur à la teste,

pluftoft

pluftoſt qu'ailleurs ; cela prouve la *diſtenſion* violente que ſouffrent le cerveau & les membranes qui l'enveloppent, par l'abord impétueux du ſang, ou par le ſéjour qu'il fait dans les vaiſſeaux.

On eſt ordinairement aſſoupi dans la fiévre, ſurtout les jeunes perſonnes dont le cerveau eſt plus mol. C'eſt une marque que les vaiſſeaux trop pleins d'un ſang abondant & *raréfié*, compriment la ſubſtance du cerveau, & gênent le cours des eſprits animaux.

Il arrive ſouvent des *délires* fugitifs dans le fort des redoublemens. Cela ſignifie qu'alors les artéres trop remplies de ſang, & battant avec trop de violence, donnent des ſecouſſes trop vives aux fibres du cerveau, qui ſe trouvant extrémement tenduës & *élaſtiques*, y mettent en même temps dans des agitations trop grandes les eſprits animaux, qui y ſont d'eux-mêmes très diſpoſez.

Enfin s'il ſurvient quelque *hémor-*

rhagie dans la fiévre ardente, c'eſt par le nez qu'elle ſe fait pluſtoſt que par toute autre voye; ce qui eſt une preuve que les *ſinus* du cerveau, gorgez du ſang qui s'y ramaſſe, ne peuvent pas recevoir avec la liberté ordinaire celuy qui y eſt apporté par les veines du nez; ce qui expoſe ces veines à ſe crever.

Après cela peut-on douter du riſque que le cerveau court de s'engorger dans la fiévre? La ſtructure & la ſituation de cette partie, le nombre & la délicateſſe des vaiſſeaux qui l'arroſent, l'impétuoſité & l'abondance du ſang qui y aborde, l'*efferveſcence* dont ce ſang eſt agité, menacent de cet accident: le mal à la teſte, l'aſſoupiſſement, le *délire* obſcur & paſſager, l'*hémorrhagie* qu'on obſerve dans les malades, l'annoncent comme imminent. Les raiſons priſes de la théorie, & les obſervations que la pratique fournit, ſemblent ſe réünir pour avertir de ſe précautionner. Sourd à tant

d'avertissements, attendra-t-on que le
mal soit formé, pour y remedier? ne
doit-on pas au contraire tâcher de le
prévenir de bonne heure? Or peut-on
jamais le faire plus sûrement & plus
efficacement que par la saignée du
pied, qui détourne le sang vers les
parties inférieures; qui le rappelle des
parties d'en-haut; qui diminuë l'abondance & l'impétuosité de celuy qui
monte au cerveau; qui facilite le retour de celuy qui y croupit; & qui par
conséquent est si utile pour empêcher
les embarras dont le cerveau se trouve
menacé?

II. Mais quand on voudroit supposer que les embarras qui se forment
dans le cerveau, ne seroient pas plus
fréquents que ceux que la fiévre produit dans les autres parties du corps,
il se trouve une autre circonstance à
l'égard du cerveau, qui devroit seule déterminer à la saignée du pied;
c'est que les embarras de cette partie
sont plus dangereux que ceux qui se

forment dans les autres *viscéres* ; & qu'ainsi la prudence demande qu'on apporte une attention particuliére à les prévenir.

1.° Les engorgements sont plus considérables à pareil dégré dans le cerveau, que dans les autres *viscéres :* dans les autres *viscéres*, à mesure que les vaisseaux se gonflent par l'abord ou par la *raréfaction* du sang, les *viscéres* se gonflent aussi. Par ce moyen la dilatation des vaisseaux, portant en déhors, presse moins la substance de la partie, interrompt moins les *sécrétions* qui s'y font, & dérange moins les fonctions ausquelles elle est destinée : mais il n'en est pas de même à l'égard du cerveau ; comme le crâne qui l'entoure, empesche qu'il ne puisse s'estendre, la dilatation qui survient aux vaisseaux, doit porter sur la propre substance de cette partie, doit la presser plus fortement à pareil dégré, & doit causer par là plus de dérangement dans les fonctions qui s'y exécutent.

2.º Les embarras du cerveau causent des accidents plus fâcheux que les
embarras des autres *viscéres*. Dans les
autres parties, les embarras ne peuvent
au plus qu'interrompre le cours de
quelque humeur moins importante,
ou déranger quelque fonction bien
moins nécessaire à la vie ; c'est à cela
que se réduisent les engorgements &
les inflammations mêmes des *viscéres*
du bas ventre : mais à l'égard du cerveau, les embarras qui s'y forment
arrestent ou troublent la *sécrétion* des
esprits animaux ; c'est-à-dire, d'un liquide actif dont le cours est absolument
& généralement nécessaire; & portent
par là le désordre dans toutes les fonctions de l'œconomie animale.

3.º Il est plus difficile de remédier
aux embarras du cerveau, qu'à ceux
des autres *viscéres*. On peut dans le bas
ventre, par le moyen des boissons, des
lavements, des fomentations, &c.
relâcher les parties gonflées, modérer
& temperer l'*effervescence* du sang qui

S iij

y croupit, en procurer même la réſolution, lorſque l'eſtat du mal donne
lieu de l'entreprendre. Ces remédes, à
la vérité, ne ſont pas auſſi ſûrs qu'on
le croit : mais ils ne ſont jamais inu-
tiles, & ils ſont ſouvent efficaces. C'eſt
donc une reſſource dans les engorgements des *viſcéres* du bas ventre : mais
une pareille reſſource manque abſolument à l'égard du cerveau ; parce que
l'épaiſſeur & la dureté du crâne qui le
couvre, ne permettent point aux remédes qu'on pourroit appliquer, de
porter leur action juſqu'à l'intérieur.

4º. Les ſuites des embarras du
cerveau ſont plus funeſtes que celles
des embarras des autres *viſcéres*. Il eſt
ordinaire aux engorgements des parties, quand ils ne ſe diſſipent point par
la voye de la réſolution, de dégénerer
en abſcès, ou de laiſſer des duretez
Squirreuſes. L'un & l'autre eſt fâcheux :
mais il l'eſt moins dans le bas ventre,
que dans le cerveau. On a vû ſouvent
les abſcès des *viſcéres* du bas ventre,

s’écouler en dehors par les iſſuës ordinaires, ou du moins par des ouvertures qu’on procure par des inciſions,
ou ſe fondre par les remédes apéri-
tifs. Les endurciſſements de ces parties
n’ont ſouvent aucun danger conſidérable : mais il en eſt bien autrement à
l’égard du cerveau, où les moindres
abſcès ſont mortels ; parce que le pus
n’a aucune iſſuë naturelle, & qu’on
ne peut point eſperer de luy en procurer par le ſecours de l’art ; & où les
duretez *Squirreuſes* que les embarras y
laiſſent en ſe diſſipant, jettent preſque
toûjours les malades dans des accidents violents d’*Epilepſie,* ou dans une
ſtupidité incurable.

Ces réfléxions forment une nouvelle démonſtration pour la neceſſité
de la ſaignée du pied. Puiſque les embarras du cerveau ont des ſuites plus
promptes que ceux des *viſcéres* du bas
ventre ; puiſqu’ils cauſent des accidents
plus fâcheux ; puiſqu’ils ſont plus difficiles à guérir ; puiſqu’ils ſont plus

S iiij

funestes, il faut qu'un Médécin sage se précautionne avec plus de soin contre ces embarras, que contre ceux des autres parties, * dont il est d'ailleurs pluftoft averti ; parce qu'elles n'ont pas auffi peu de fenfibilité que la fubftance du cerveau : or il ne peut aller au

* Quoyque la refpiration foit une fonction tres importante, & que par cette raifon les défordres qui arrivent au poulmon, puiffent entrer en quelque parallele avec les engagements du cerveau ; on fera pourtant forcé de convenir qu'on doit eftre plus allarmé des défordres portez au même degré, quand ils furviennent au cerveau, que lorfqu'ils tombent fur le poulmon : fi le fang s'epanche dans celuy-cy, on peut le cracher. s'il s'extravafe dans le cerveau, la mort eft certaine. On guerit en effet d'un crachement de fang ; il n'eft pas rare de voir des malades réchapper d'une fluxion de poitrine : mais la nature n'a pas d'iffue pour fe débarraffer du fang qui aura crevé un feul *capillaire* dans le cerveau. D'ailleurs, lors même que le fang épanché n'eft pas à portée des *bronches* pour pouvoir eftre rejetté, on ne doit pas défefperer des malades. Alors il fe forme affez fouvent un *Empyéme*, collection de pus, pour laquelle il y a une operation qu'on pratique quelquefois avec fuccès : mais l'art ne va pas jufqu'à pouvoir vuider une liqueur cantonée dans quelque endroit de la fubftance du cerveau, qui même n'indique point pour l'ordinaire le lieu où elle eft nichée. On doit donc eftre plus occupé du foin de prevenir l'engorgement du fang dans le cerveau, dans la fievre continuë, que d'en garantir le poulmon : Il arrive même heureufement que la faignée du pied, qui eft plus capable que toute autre d'empefcher le cerveau de s'embarraffer, peut auffi preferver le poulmon d'embarras, parce que, pour l'en mettre à l'abri, il ne s'agit que de diminuer le volume du fang ; & que la faignée du pied y eft auffi propre que celle du bras, car toutes les faignées font purement & uniquement *evacua* tives par rapport au poulmon : *la repulfion* & la *dérivation* n'ont point lieu pour cette par tie comme pour les autres : ou du moins il eft impoffible de decider pendant la vie d'un

devant de ces accidents, comme nous l'avons montré, que par la saignée du pied, mise en pratique dans les commencements de la fiévre, & qu'il faut même répéter suivant la violence du mal & les forces du malade.

III. On peut joindre aux raisons que nous avons déja proposées, un nouveau motif qui doit déterminer à la saignée du pied : Il est pris des avantages particuliers que cette saignée procure dans la fiévre ardente. Cette saignée rabat mieux que celle du bras, la force avec laquelle le cœur pousse le sang ; elle modére plus efficacement l'impulsion que le sang reçoit à chaque pas, & qui hâte trop son mouvement ; elle est plus propre à calmer son extrême *raréfaction ;* elle facilite enfin des séparations utiles, qu'on n'obtiendroit

malade, de quel lieu il faut pratiquer la saignée pour qu'elle soit *révulsive* à son égard, (nous démontrerons cette vérité dans le chapitre septiéme de la seconde partie) donc la crainte d'un engagement du sang dans le poulmon à l'occasion de la fiévre, quand elle se-roit aussi bien fondée que celle qu'on doit avoir pour l'engorgement du sang dans le cerveau, ne doit pas empescher qu'on n'ait recours à la saignée du pied dans la fiévre continuë ardente, & qu'on ne la fasse au moins aussi souvent que celle du bras.

pas si bien par une égale évacuation pratiquée de l'extrêmité supérieure. Elle est donc préférable à la saignée du bras dans la fiévre ardente, toutes les fois qu'on se trouve dans la liberté d'opter.

Comme la saignée du pied, en déterminant le sang à couler en bas, le détourne des parties supérieures, & l'empêche de couler vers la teste aussi abondamment, les esprits animaux doivent se séparer alors en moindre quantité ; parce que la quantité qui s'en sépare, doit estre proportionnée à celle du sang qui va au cerveau, supposé que le reste soit égal : Les artéres répanduës dans le cerveau doivent estre aussi moins remplies, & doivent par conséquent moins gonfler, & moins tendre la substance de cette partie, & les fibres qui la composent : Enfin ces mêmes artéres doivent par la même raison battre plus foiblement, & donner des secousses moins vives aux esprits animaux, qui sont déja séparez.

Ainſi la ſaignée du pied doit, dans la fiévre ardente, diminuer à la fois la quantité des eſprits animaux, la véhémence des *oſcillations* des artéres qui arroſent le cerveau, & *l'élaſticité* des fibres qui en forment la ſubſtance; & doit faire en plus d'une façon, que les eſprits coulent dans les parties moins abondamment & moins rapidement qu'auparavant.

C'eſt par là que le cœur recevant moins d'eſprits, & des eſprits moins agitez, ſe contractera avec moins de violence, & pouſſera le ſang avec moins de rapidité; c'eſt par là que les fibres des vaiſſeaux, de même que toutes les autres fibres à reſſort du corps, eſtant moins tenduës, foüeteront le ſang avec moins de violence, & ne hâteront pas tant ſon mouvement *progreſſif*, qui n'eſt déja que trop rapide; c'eſt par là que le ſang moins agité, ne boüillonnera pas avec tant de véhémence, & ſe *raréfiera* moins; d'autant plus que les eſprits animaux

qui font une des caufes qui entretiennent fa chaleur & fon bouillonnement,
ne s'y meffent pas en fi grande abondance ; c'eft par là enfin, que les fépa-
rations fe feront plus librement & plus
abondamment ; foit parce que le fang
roulant plus paifiblement, ne paffera
pas fi vîte fur les *couloirs* par lefquels il
doit laiffer féparer les humeurs qui
doivent fe filtrer, & leur donnera le
loifir de fe gliffer dans les tuyaux
fécrétoires qui leur font deftinez ; foit
parce que ces tuyaux fe trouvant
moins tendus, moins froncez, moins
ferrez à mefure que les efprits coule-
ront en moindre quantité & moins
rapidement, ils offriront auffi une
moindre réfiftance aux liqueurs qui
doivent les traverfer.

On attendroit inutilement de la
faignée du bras, les avantages que la
faignée du pied procure dans les mêmes circonftances ; nous venons de
montrer qu'ils dépendent en entier de
la *révulfion* que caufe la faignée du pied

à l'égard de la teste , & nous avons prouvé dans le chapitre quatriéme , que la saignée du bras , loin de causer une *révulsion* pareille , peut mettre au contraire le cerveau en danger par une *dérivation* de sang qu'elle y attire. Ce paralléle fournit une nouvelle raison de préférence pour la saignée du pied. C'est ainsi que l'utilité de cette saignée dans la fiévre ardente , se présente de tous costez : C'est le secours le plus efficace pour prévenir le danger le plus ordinaire dans cette espéce de fiévre ; c'est le moyen le plus sûr de remédier aux suites les plus funestes qu'elle puisse avoir ; c'est l'*évacuation* la plus utile pour calmer l'*effervescence* du sang. Ainsi tout concourt à faire préférer la saignée du pied à celle du bras dans la fiévre ardente , sur tout dans le commencement où tout est encore incertain , où tout est à craindre ; & c'est une pratique dont on ne doit jamais s'écarter, à moins que des raisons pressantes, telles que celles que

nous avons expofées dans les chap.
4. & 5. ne rendent la faignée du bras
indifpenfablement néceffaire, & n'in-
terdifent abfolument l'ufage de celle
du pied. Ce qui ne peut même avoir
lieu que lorfque le péril qu'on craint
pour le cerveau, n'eft pas imminent ;
car s'il l'eftoit, la prudence veut qu'on
fecoure cette partie fi effentielle, aux
dépens de celles dont les fonctions
font moins importantes ; ce qui eft
d'autant plus fage, que le mauvais eftat
du cerveau, fi on négligeoit d'y remédier, pourroit augmenter le défordre
dans les parties dont l'engorgement
demande une autre forte de faignée ;
pourroit l'augmenter, dis-je, bien plus
que le nouvel abord du fang que celle
du pied y détermineroit : mais fi plufieurs faignées ont précédé, on peut
obvier à tous ces inconvénients en
pratiquant la faignée de la gorge, ainfi
que nous l'avons dit en traitant de
cette faignée.

IV. Ce que nous avons dit jufqu'icy sur l'usage de la saignée du pied dans la fiévre, regarde les enfans de même que les adultes. Comme c'est dans ces jeunes & tendres sujets, que les engagements du cerveau sont principalement à craindre ; c'est en eux aussi qu'il convient particuliérement d'employer de bonne heure la saignée du pied pour les prévenir.

1.° Le cerveau est plus gros à proportion dans les enfans, que dans les personnes qui sont dans un âge plus avancé ; cela prouve que le tissu en est plus lâche & plus rare, & par conséquent moins ferme & moins *élastique*.

2.° Le cerveau des enfans est beaucoup plus mol que celuy des adultes : Il suit de-là qu'il doit moins résister à l'effort que le sang fait pour dilater les vaisseaux qui l'arrosent ; & qu'il est moins propre à aider à la contraction des *parois* de ces mêmes vaisseaux, pour hâter la circulation.

3.° La *dure-mere* est beaucoup plus adhérente au crâne dans les enfans, que dans les adultes. Cela fait qu'elle n'a pas la même liberté pour presser & serrer le cerveau, & y faciliter par sa contraction le cours du sang, en l'exprimant des vaisseaux où il pourroit croupir.

4.º Les vaisseaux sanguins sont plus minces & plus dilatables dans les enfans, que dans les adultes ; d'où vient qu'ils s'estendent beaucoup plus, quand on les *injecte*. Cela doit faire craindre que ceux du cerveau ne s'engouent plus facilement dans les enfans, que dans les adultes ; faute d'un ressort suffisant, qui les mette en estat de résister au sang qui y aborde, ou qui leur donne la force d'exprimer celuy qui y est déja entré.

Ces dispositions du cerveau des enfans donnent lieu d'appréhender en eux des engagements fréquents dans le cerveau : mais ces dispositions estoient nécessaires pour mettre les enfans en estat de croistre ; & quoy-qu'elles soient fixes & permanentes,

elles

elles n'ont jamais de mauvais effets
dans l'eftat de fanté ; parce que l'Auteur de la nature, toûjours attentif à
la confervation de fes ouvrages, a fçû
proportionner avec fageffe le dégré de
force qui pouffe le fang dans cet eftat
vers le cerveau des enfans, avec le
dégré de réfiftance dont le cerveau fe
trouve alors capable. Si le reffort du
cerveau eft foible dans les enfans ; fi
la fubftance en eft molle ; fi les vaiffeaux en font minces , il eft certain
auffi que la contraction du cœur eft à
proportion moins forte en eux , &
que le mouvement du fang qu'il pouffe
vers le cerveau, eft à proportion moins
grand. C'eft à la faveur de cét équilibre , que la circulation du fang s'exécute dans les enfans avec la même
liberté que dans les perfonnes plus
âgées : mais malheureufement la fiévre
ardente dérange cét ordre , en augmentant la force des contractions du
cœur, & par conféquent l'impétuofité avec laquelle le fang aborde au

Part. I.   T

cerveau, & l'effort qu'il fait sur les vaisseaux qui le renferment, sans que la résistance que le cerveau peut faire, se trouve augmentée. De-là vient que les enfans risquent tant pour leur teste dans la fiévre ; parce que c'est alors que les dispositions que nous avons fait remarquer dans le cerveau des enfans, deviennent pour eux des dispositions funestes.

L'expérience ne confirme que trop nos craintes. Les enfans sont presque toûjours assoupis dans la fiévre ; ce qui vient de la facilité qu'a le cerveau à se laisser comprimer. Les enfans sont très sujets aux *convulsions* ; ce qui prouve que le sang s'engouë facilement dans leur cerveau, & y donne lieu par là à des battements irréguliers d'artéres. *L'Hydrocéphale* ou *Hydropisie* du cerveau est un mal ordinaire, ou pour mieux dire, un mal propre aux enfans ; & ce mal n'est causé que par les embarras qui arrivent au cerveau, & qui y interrompent le cours

naturel des liqueurs. Enfin, on trouve
souvent dans les enfans, plus souvent
au moins que dans les adultes, des
grains *glanduleux* dans tout le tissu
de la *pie-mere*, qui ne sont que des
obstructions particuliéres ; mais qui
prouvent la disposition que les vaisseaux du cerveau ont à s'embarrasser.

Dans ces circonstances, pourroit-
on négliger l'usage de la saignée du
pied dans les enfans qui ont la fiévre,
sans manquer à l'attention que l'on
doit avoir pour la conservation de ces
jeunes sujets ? Si l'on doit employer de
bonne heure cette saignée dans les
adultes ; si l'on doit la réïtérer souvent,
on doit avec plus de raison l'employer
& la réïtérer dans les enfans, dont le
cerveau se trouve plus exposé que
celuy des adultes. C'est en vain que
des personnes, prévenuës contre cette
pratique, cherchent à la décrier : c'est
en vain qu'ils tâchent d'allarmer le
Public contre cet usage, sous prétexte
qu'on risque, par la saignée du pied,

d'attirer dans les entrailles des semen-
ces de maladies mortelles. On se trouveroit donc par là réduit à la nécessité
de soutenir que la saignée du bras
attireroit des germes de maladies mortelles sur le cerveau des enfans: cela
est évident, puisqu'à l'occasion de l'une
de ces saignées, le sang est déterminé
à se porter en haut, comme en conséquence de l'autre il coule plus abondamment qu'à l'ordinaire en bas; &
puisque le cerveau des enfans a bien
autant de mollesse & de délicatesse,
que leurs entrailles en peuvent avoir.
Ainsi l'accusation s'estendroit bien
plus loin que ces Autheurs ne l'ont
d'abord prétendu; & par là elle feroit
entrer dans de pareils soupçons sur les
suites de toutes sortes de saignées.
Heureusement qu'en voulant inspirer
de si vives craintes, on a heurté de
front ce qui peut aisément estre connu
de tous les hommes, sans avoir eû en
même temps la précaution de leur
donner des démonstrations qui les

convainquent que leur efprit, & leurs
yeux les ont tous groffiérement trom-
pez de concert. Les hommes font trop
vains pour faire de tels aveus, fans y
eftre contraints par la force des preuves ; & quand leurs fens dépofent
contre une propofition hazardée, ils
fe déterminent plus volontiers à rabattre quelque chofe de l'opinion
avantageufe qu'ils ont de celuy qui la
met au jour, qu'à porter un jugement
trop modefte d'eux-mêmes. Et ne
font-ils pas excufables de ne pas renoncer à la douceur d'une vérité connuë qui les flatte, pour fe livrer aux
allarmes d'un oracle incertain, qui
ne tend qu'à les troubler ? *Pronoftic*
effrayant que nous trouvons fi peu
fondé, que nous ne pouvons nous
empefcher de témoigner noftre fur-
prife de ce que d'illuftres Autheurs,
dont nous avons toûjours admiré la
prudence & la capacité, fe déterminent, à cette occafion, à condamner
une pratique fi folidement eftablie fur

T iij

la droite raison & sur les principes les plus incontestables de la *théorie*, ou, ce qui est encore plus sûr en Médecine, une pratique si heureusement autorisée par un nombre infini d'expériences.

CHAPITRE X.

De l'utilité de la saignée du pied dans les fiévres malignes.

LA fiévre continuë, dont nous venons de parler, se manifeste d'abord, & attaque pour ainsi dire à découvert : la violence de la fiévre, la précipitation & la véhémence du poux, la chaleur brûlante, dont le malade est dévoré, annoncent dès le commencement du mal la grandeur de la maladie, & obligent les Médecins les moins clairvoyants de se tenir sur leurs gardes, & de tâcher de prévenir de bonne heure les suites qu'elle peut avoir. Mais les allures de la fiévre maligne sont différentes ; c'est, si j'ose me servir de

ces expreſſions, une maladie pleine de
ruſe & d'artifice, qui dérobe ſa mar-
che avec addreſſe, comme pour dreſſer
des piéges plus certains, & des embû-
ches plus inévitables; qui ſe cache ſous
de fauſſes apparences, & qui ne ſemble
pas mériter qu'on s'allarme. Les fonctions paroiſſent peu dérangées; le poux
& les urines ſont preſque comme dans
l'eſtat naturel, & les ſignes qu'on en
tire, qui ſervent à guider le Médecin
dans tant d'autres cas, ſemblent n'eſtre
d'accord dans celuy-ci, que pour le
ſéduire, & pour l'égarer. On croiroit
à ces déhors n'avoir à traiter qu'une
incommodité légére, & ne devoir ſe
précautionner que contre un mal peu
dangereux: mais la maladie ſe démaſ-
que enfin, & les accidents les plus
effrayants & les plus funeſtes qui ſurviennent en foule, ſont les ſuites de
ces commencements ſi trompeurs.

On ne doit pas eſtre ſurpris, ſi une
maladie de cette eſpéce abuſe ſouvent
les Médecins peu attentifs, & les jette

dans une fausse sécurité, qui se trouve bien-tost démentie. Il n'y a que le *délire* sourd où les malades tombent de temps en temps, & l'abbattement extrême où ils sont, & qui n'est point proportionné à l'estat apparent du mal, qui puissent inspirer quelque défiance ; & ce n'est qu'en écoutant ces premiers soupçons, & en pesant avec soin jusqu'aux moindres accidents & jusqu'aux plus légéres circonstances du mal, qu'on peut en reconnoistre la nature & le caractére : mais pour réüssir dans cette recherche, il faut joindre à l'expérience & à l'attention une *théorie* exacte de cette espéce de fiévre.

Nostre dessein n'est point d'expliquer ici en détail la *théorie* de cette maladie. Nous nous contenterons de remarquer qu'il y a deux sortes de fiévres malignes. Les unes, à ce qu'on croit le plus communément, dépendent du vice du sang, dont la forme change, s'altére, se détruit ; qui d'un costé devient incapable, en se pervertiffant, de remplir les ufages aufquels il eft deftiné, & qui de l'autre, contracte en même temps une acreté *corrofive* qui caufe divers accidents funeftes: Telles font les fiévres *peftilentielles*, dont il n'eft point queftion ici. Les autres ne fuppofent aucun dérangement de cette efpéce dans le fang, & ne font qu'une fuite d'une difpofition inflammatoire, ou, fi l'on veut, d'une inflammation du cerveau : telles font les fiévres malignes ordinaires, dont nous prétendons parler dans ce chapitre.

Nous pourrions aifément nous difpenfer de prouver ce que nous difons de la nature & de la caufe de cette derniére efpéce de fiévre maligne ; parce que cela fe trouve déja fuffifamment eftabli par quelques Autheurs, * & que c'eft même préfentement l'opinion la plus reçûë. Mais ce que

*

---

* M. *Chirac* eft le premier, que je fçache, à qui cette vérité fe foit montrée dans tout fon jour : il en a donné une differtation *analytique* folide & très fatisfaifante ; quoyqu'elle ne foit que l'ébauche du grand Traité des *Fiévres*, qu'il nous fait efpérer depuis long-temps.

nous avançons sur la cause de la fiévre maligne, & sur le siége de cette cause, est trop décisif pour l'usage de la saignée du pied dans cette maladie, pour pouvoir passer si légérement sur cette question. Il importe de justifier d'une maniére solide le sentiment que nous proposons, & de faire voir par des preuves certaines, que le cerveau est véritablement affecté dans cette espéce de fiévre ; que ses vaisseaux sont pleins & gorgez de sang ; que sa substance est actuellement enflammée, ou dans une disposition prochaine de l'estre ; que c'est de-là que dépendent les accidents fâcheux qui accompagnent cette maladie ; que c'est à cette cause qu'on doit rapporter les suites funestes qu'elle a , &c. Nous n'avons pour le démontrer, qu'à faire attention aux *symptomes* qui sont propres & essentiels à cette espéce de fiévre maligne, & qui servent à la caractériser.

I.° Les malades ont dans la fiévre maligne la teste lourde & pesante, &

ils y reſſentent une douleur quelquefois aſſez vive, ſans eſtre extrême :
mais le plus ſouvent c'eſt une douleur
ſourde & purement *gravative.* Cela
doit faire juger que le ſang croupit
dans la teſte, & l'appeſantit en s'y
accumulant. Quand l'embarras ſe fait
dans la propre ſubſtance du cerveau,
comme il arrive ſouvent, la douleur
eſt peu ſenſible ; parce que cette partie,
ſource du ſentiment de toutes les autres, n'en a pas elle-même un fort vif,
ſuppoſé même qu'elle en ait un : on y
reſſent ſeulement une impreſſion de
poids, que l'amas du ſang y produit.
La douleur eſt plus vive, quand
l'embarras intéreſſe les membranes du
cerveau, dont la ſenſibilité eſt plus
grande : mais elle ne l'eſt pourtant pas
beaucoup, même dans ce dernier cas ;
parce que la chaleur de la fiévre, & le
battement du cœur eſtant médiocres,
le ſang qui s'arreſte dans le cerveau,
ne peut point faire des *divulſions* fort
grandes, ni par ſa *raréfaction*, ni par
ſon impétuoſité.

II.º Dans la fiévre maligne, les malades sont dans un abbattement extrème dès le commencement du mal. A peine ont-ils la force de se soutenir, de se remuer, de parler. On ne sçauroit regarder cét accablement si extraordinaire & si subit, comme l'effet des remédes ; puisqu'il arrive assez souvent avant qu'on en ait fait aucun : on sçait d'ailleurs que les mêmes remédes ne produisent point d'accablemement pareil dans les autres maladies. Il faut donc convenir qu'il vient de ce que les esprits animaux ne se distribuënt plus comme à l'ordinaire dans les parties, pour y porter l'action & le mouvement ; & cela prouve qu'ils ne se séparent plus aussi librement qu'à l'ordinaire dans le cerveau, à cause de la compression qu'y fait le sang qui s'y accumule.

III.º Dans les commencements de la fiévre maligne, les malades sont quelquefois tourmentez par une insomnie opiniâtre, dont on ne connoist point la cauſe. Ce n’eſt point du boüillonnement du ſang (lequel n’eſt guéres au-deſſus du mouvement naturel, & qui ſouvent même eſt plus foible) que peut venir cette inſomnie ; elle ne provient pas non plus de la chaleur du corps, laquelle eſt ordinairement aſſez médiocre. On ne peut donc en accuſer que la ſeule diſpoſition du cerveau. Les vaiſſeaux de la ſubſtance *médullaire*, trop pleins de ſang, tendent les *fibres* qui la compoſent, & les rendent plus ſuſceptibles des impreſſions des objets du déhors. Le ſang, retenu dans ces vaiſſeaux, deſſéche les mêmes *fibres* par ſa chaleur, & leur donne par là un nouveau dégré d'*élaſticité*. Enfin les artéres trop gonflées, battent plus fort & communiquent aux eſprits qui rempliſſent les *cellules* de cette ſubſtance, une agitation trop vive. Ce ſont autant de cauſes capables d'entretenir l'inſomnie : mais ce ſont auſſi autant de ſuites néceſſaires de l'engorgement que nous admettons dans le cerveau.

IV.° Le plus souvent les malades tombent dans un assoupissement qu'on ne sçauroit dissiper : c'est encore une preuve de l'embarras qu'il y a dans le cerveau, & d'un embarras même plus grand que celuy qui cause quelquefois l'insomnie dans le commencement du mal. Le sang, qui croupit dans le cerveau, peut tenir les malades éveillez, quand il n'y séjourne qu'en petite quantité, & quand celuy qui y roule difficilement, n'a d'autre effet que de gonfler & d'estendre le cerveau, & d'agiter les esprits qui s'y trouvent : mais il doit au contraire causer un assoupissement presque continuel, quand il s'y amasse en plus grande quantité; & que l'embarras qu'il cause, augmente jusqu'au point d'affaisser la substance du cerveau, de destendre par là les fibres qui la composent, & de diminuer la *philtration* des esprits animaux qui doivent remplir les entre-deux.

V.º Il y a dans la fiévre maligne une rêverie obſcure, un *délire* ſourd ; il échappe ſouvent aux malades, dans le temps même qu'ils ſemblent ſe con-noiſtre le mieux, des abſurditez qui eſtonnent ; cela leur arrive ſur tout, quand ils ſont livrez à eux-mêmes, ou quand ils commencent à s'aſſoupir. C'eſt une preuve bien claire que le cerveau eſt réellement affecté. On ne ſçauroit expliquer cette rêverie, qu'en ſuppoſant que les eſprits, qui ſont dans la ſubſtance *médullaire*, ſont agitez plus qu'à l'ordinaire, & irréguliére-ment agitez, & que les fibres de cette ſubſtance ſont inégalement tenduës. Or l'un & l'autre ſuppoſe que les vaiſſeaux qui arroſent cette ſubſtance, ſont gonflez de ſang outre meſure, & en ſont gonflez inégalement ; ce qui ne différe en rien d'un véritable en-gorgement.

VI.º Il eſt ordinaire qu'on devienne ſourd dans la fiévre maligne : cette ſurdité, qui ſe diſſipe enfin avec le mal, ne peut venir que de ce que les vaiſſeaux, qui ſe diſtribuënt dans l'intérieur de l'oreille, eſtant trop pleins de ſang, compriment les nerfs *auditifs*, & empeſchent les eſprits animaux d'y couler comme à l'ordinaire, & d'entretenir la même ſenſibilité dans l'organe. Il ſe fait donc dans la fiévre maligne un embarras dans les vaiſſeaux ſanguins de l'intérieur des oreilles, & qui eſt un ſigne évident d'un embarras pareil dans le cerveau, dont il eſt luy-même une ſuite ; car le ſang ne s'engorge dans les vaiſſeaux de l'oreille, que parce qu'ayant peine à couler vers le cerveau qui eſt déja embarraſſé, il eſt forcé de ſe détourner en plus grande quantité dans les artéres qui vont à l'oreille, leſquelles naiſſent du même tronc que quelques-unes de celles du cerveau, c'eſt-à-dire, de la *Vertébrale*.

Il arrive quelquefois que la ſurdité ſubſiſte, après même que la fiévre eſt terminée ; elle ne peut eſtre alors l'effet de la ſimple preſſion du nerf par le gonflement

gonflement de l'artére qui l'accompa-
gne ; puifque l'embarras du cerveau
eft diffipé, & que le cours du fang y
eft devenu libre : ainfi dans ces circonftances, rien n'oblige le fang de fe
porter trop abondamment dans l'intérieur de l'oreille. Il faut par conféquent, qu'il foit arrivé quelque changement, ou dans ce canton du cerveau,
ou au propre tiffu de ce nerf pendant
la maladie, c'eft-à-dire un relâchement : il ne peut eftre produit que par
une férofité qui s'y eft répanduë, &
qui en a d'autant plus aifément pénétré
la fubftance, qu'elle eft fort molle. La
férofité ne fe fépare du corps du fang,
qu'autant que fon cours eft gêné dans
les veines : il faut donc que non-feu-
lement le fang ait abordé en plus
grande quantité dans l'intérieur de
l'oreille, mais que fon retour en ait
efté difficile. Or comme on fçait que
les veines de cette partie fe jettent
dans les *finus pierreux*, qui fe dégor-
gent eux-mêmes dans le grand *finus*

<table>
<tr><td>*Part. I.*</td><td>V</td></tr>
</table>

latéral, on doit conclure qu'elles ont trouvé de la réſiſtance dans les *golfes* où elles doivent verſer leur ſang; ce qui ne ſçauroit dépendre que de leur tenſion & de l'engorgement du cerveau : preuve nouvelle de l'embarras que nous y ſoupçonnons à ſi juſte titre.

VII.º On doit tirer la même conſéquence de la dilatation de la prunelle, qu'on obſerve ſouvent dans les yeux de ceux qui ont la fiévre maligne. Les nerfs *optiques* ſont alors comprimez dans leur origine, c'eſt-à-dire dans le cerveau même, par les vaiſſeaux qui ſont ſituez ſur leurs couches; ou ſerrez dans leur commencement, (quand ils prennent la forme de cordon) par les deux troncs des *Carotides* internes, qui ſont placées à coſté de ces nerfs; ou preſſez dans leur progrès, par l'artére qui occupe le centre de ces mêmes nerfs, & qui vient de la *Carotide* interne de chaque coſté; ou gênez dans leur extrémité par les vaiſſeaux qui aboutiſſent à la *rétine*, & qui ſont auſſi des branches des mêmes *Caro-tides*. Cette compreſſion, dans quelque lieu qu'elle arrive, diminuë le cours des eſprits animaux dans la *rétine*, affoiblit la ſenſibilité de cette partie, & donne occaſion par là à la dilatation de la prunelle, à cauſe du relâchement qu'elle cauſe dans les fibres circulaires de l'*Iris*, qui ſont deſtinées à la reſſerrer. C'eſt par une raiſon pareille, que la prunelle ſe dilate dès qu'on eſt dans un lieu obſcur, où les rayons de la lumiére ne peuvent agir que foiblement ſur la *rétine :* C'eſt par la même raiſon, qu'elle s'ouvre entiérement quand la vûë ſe perd dans la goutte ſereine.

Ce fait s'expliquera auſſi aiſément, ſi l'on ſuppoſe que la *Choroïde* ſoit l'organe de la vuë, opinion qu'un fameux * *oculiſte* a adoptée depuis peu, car le *ganglion lenticulaire*, formé par la premiére branche de la troiſiéme & une branche de la cinquiéme paires de

* M. de Saint Yves.

V ij

nerfs, & qui fournit des filets à la *Choroïde* & à l'*Iris*, est situé à costé du nerf *optique*, & est à portée, comme luy, de la compression qu'y peuvent produire les mêmes artéres, en acquérant plus de volume par le nouvel abord du sang qu'y occasionne l'engorgement des vaisseaux du cerveau.

VIII.° On observe que dans la siévre maligne, les artéres * *Carotides* battent plus fortement que celles du reste du corps; ce qui fournit une nouvelle preuve de l'embarras du cerveau. En effet ces artéres ne peuvent battre avec plus de force, que parce qu'elles se trouvent plus fortement dilatées par le sang qui y coule. Or elles ne peuvent point estre plus fortement dilatées par le sang, que par une de ces deux raisons; ou parce que le sang y

---

* *M. Helvetius*, est je crois, le premier qui ait fait cette remarque ; elle est d'autant plus importante ; qu'on peut juger avec une espéce de certitude, lorsqu'on observe cet accident, qu'il y a un embarras dans le cerveau, quoyqu'il ne se manifeste pas encore par les signes ordinaires ; ce qui est d'une grande consequence dans les maladies de la teste , qu'on ne connoist souvent que lorsqu'il n'est presque plus temps d'y remédier.

va en plus grande quantité; ou parce qu'il y trouve plus de peine qu'ailleurs à passer dans les veines, & à suivre le cours de la circulation. La premiére de ces deux causes doit produire l'embarras; la seconde le suppose déja produit: ainsi l'une & l'autre concourent à establir ce que nous prétendons.

IX.º Il en est de même des tressaillements convulsifs qu'on observe souvent dans la fiévre maligne, en différentes parties du corps; mais surtout aux tendons du poignet. Ils ne peuvent reconnoître qu'une de ces deux causes; ou des irritations vives dans quelque partie *sympathique*, qui obligent les esprits à couler plus abondamment dans les muscles dont les tendons sont agitez; ou des battements irréguliers des artéres du cerveau, qui par les secousses qu'ils causent, poussent les esprits dans les mêmes muscles avec impétuosité. C'est de la premiére de ces deux causes que dépendent l'éternuëment, le vomissement, le hoquet,

V iij

le tressaillement qui arrive dans le froid des fiévres *intermittentes*, & plufieurs autres mouvements convulfifs: mais cette caufe ne fçauroit avoir lieu dans la fiévre maligne, où il ne fe fait aucune irritation nulle part, & où l'eftat d'affoupiffement, dans lequel le malade fe trouve, ne permettroit pas de la fentir, quand il y auroit quelque caufe capable de la produire. Il faut donc conclure que les tressaillements qui arrivent dans la fiévre maligne, & que les tremouffements qu'on obferve aux tendons des poignets, dépendent du battement irrégulier des artéres qui arrofent la fubftance du cerveau, & par conféquent de l'embarras qu'il y a dans le cerveau, qui dérange, gêne, interrompt le cours ordinaire de la circulation.

Quand les raifons que nous avons alleguées jufqu'icy, pour prouver que le cerveau eft enflammé dans la fiévre maligne, ne pourroient eftre regardées chacune en particulier, que comme

de simples conjectures, leur nombre, leur rapport, le secours mutuel
qu'elles se prestent, suffiroient pour
en former une démonstration. Ce
n'est presque que par cette méthode,
qu'on peut espérer de découvrir les
secrets de la nature, c'est-à-dire, en
épiant avec soin jusqu'à ses moindres
démarches, & en réünissant les conjectures qu'on en peut tirer : mais nous
n'avons pas besoin de tant insister sur
ces sortes de preuves, qui peuvent
estre sujettes à quelques contestations.
L'ouverture des cadavres nous instruit
d'une maniére plus sûre : elle fait voir
que le cerveau de ceux qui meurent
de la fiévre maligne, est toûjours
rouge, gorgé de sang, enflammé ; que
sa substance, & que les *tuniques* qui
l'enveloppent, sont parsemées d'un
nombre surprenant de vaisseaux pleins
de sang, & beaucoup plus sensibles
que dans l'estat naturel ; que ces parties
sont souvent dans un estat de suppura-
tion, & remplies d'abscès, lorsque le

V iiij

malade a réfifté long-temps à la violence du mal ; & qu'elles font même
quelquefois noires, gangrenées, &
réduites en bave. Que pourroit-on
oppofer à une preuve de cette efpéce?
qu'on prend pour caufe de la maladie,
ce qui n'en eft que l'effet. C'eft une
méprife qui n'eft que trop ordinaire
dans les ouvertures des cadavres : mais
c'eft une méprife qu'on ne doit pas
craindre dans le cas préfent. Le caractére des accidents qui commencent
avec la fiévre maligne, & le différent
eftat où l'on trouve le cerveau, fuivant
le progrès que la maladie a fait, & le
temps qu'elle a duré, ne permettent
point de douter que la fiévre maligne ne dépende de l'embarras & de
l'engorgement, ou pour parler plus
nettement, de la *phlogofe* & de l'inflammation du cerveau ; qu'elle ne
commence quand l'inflammation du
cerveau commence;qu'elle n'augmente
quand cette inflammation augmente ;
& qu'elle ne guériffe, ou ne devienne

funeste, suivant que cette inflammation se résout, ou se convertit en abscès
ou en gangréne.

C'est donc à cette cause qu'on doit
rapporter tous les autres accidents qui
ont accoûtumé d'arriver dans la fiévre
maligne: il n'en est aucun qui n'y ait
une liaison marquée. Nous nous contenterons de les parcourir en peu de
mots; parce que la chose est évidente
par elle-même.

I.º Dans la fiévre maligne, les digestions qui sont déja dérangées par
les excès qui ont précédé & qui ont
attiré le mal, se dérangent encore
davantage par l'estat où se trouve le
cerveau. Nous ne prétendons adopter
icy aucune *hypothése* : mais soit qu'on
admette pour cause de la digestion un
suc ou levain versé dans l'estomac, qui
dissout les aliments; soit qu'on attribuë
cette fonction à l'action seule des fibres de ce *viscére*, qui les broyent; il est
également certain que l'embarras du
cerveau doit contribuer à augmenter

le désordre des digestions. Comme
le cours des esprits animaux se trouve
alors inégal & variable, parce que les
secousses du cerveau le sont aussi ; les
esprits doivent couler dans les nerfs
de l'estomac, tantost foiblement, &
en petite quantité, tantost plus abondamment & plus vîte ; ce qui doit
porter un grand changement dans la
quantité & dans la qualité de la liqueur
qui se sépare dans les glandes de l'estomac (supposé qu'on croye cette liqueur réelle) ou au moins dans le jeu
de ressort & de contraction des fibres
charnuës de cette partie , supposé
qu'on ne veüille point reconnoistre
d'autre cause de la digestion. Ainsi
dans l'une & dans l'autre supposition,
le *chyle* qui se formera dans ces circonstances, devra être ou trop crud ou
trop aigre, ou trop âcre ou trop picquant.

II.° Un *chyle* aussi mal conditionné,
doit faire des impressions vives &
douloureuses sur l'estomac & sur les

inteftins, & donner lieu par là à plufieurs accidents différents, fuivant le
différent dégré de force de ces impreffions, & fuivant les différents lieux où
elles fe feront. Si ces impreffions font
médiocres, & qu'elles fe faffent fur le
fond de l'eftomac, elles produiront le
vomiffement; elles cauferont le hoquet, fi elles arrivent à l'*orifice* fupé-
rieur de ce *vifcére;* que fi elles font plus
fortes, elles exciteront la *cardialgie;*
enfin fi c'eft fur les inteftins que le *chyle*
agit, il donnera lieu à des coliques
violentes ou à des *diarrhées* opiniâtres,
fuivant que les boyaux fe trouveront
plus ou moins vuides, ou fuivant que
le *chyle* fera plus ou moins liquide, ou
plus ou moins gluant, &c.

    III.° Le *chyle,* en quelque eftat qu'il
foit, contient toûjours beaucoup de
parties d'air, comme il paroift par le
boüillonnement qui luy arrive dans
le vuide de la machine de *Boyle,* &
par les *bulles* d'air qu'il y laiffe échapper. Il eft vray que dans le *chyle* bien

préparé, ces parties d'air sont intimement meslées & confonduës avec les autres parties d'où elles ont peine à se démesler : mais elles y sont moins exactement unies, quand le *chyle* est mal conditionné ; & elles s'en séparent aussi alors plus facilement & plus abondamment. Sur ce principe, puisque nous venons de prouver que dans la fiévre maligne le *chyle* est toûjours ou trop aigre ou trop picquant, il doit s'échapper d'un *chyle* de cette espéce beaucoup de parties d'air, qui en se ramassant dans l'estomac & dans les intestins, doivent gonfler ces *viscéres*, & les gonfler d'autant plus, que le ressort & la contraction de leurs fibres par où ils pourroient contre-balancer le ressort de cet air renfermé, & résister à l'écartement des parties qui le composent, se trouvent alors affoiblis ; parce que le cerveau affaissé ne fournit plus autant d'esprits qu'à l'ordinaire. C'est à cette dilatation de l'estomac & des intestins, qu'on doit attribuer le gonflement du bas ventre, qui arrive presque toûjours dans la fiévre maligne. Nous n'ignorons pas que quelques Médecins prétendent que ce gonflement vient du froncement des boyaux & des muscles du bas ventre, causé par l'irritation que ces parties souffrent. Mais à l'égard de ces muscles, M. *Littre* a déja remarqué dans les Mémoires de l'*Academie Royale des Sciences* de l'année 1713. que les muscles du bas ventre, en se fronçant & en se contractant, devroient applatir le ventre au lieu d'en augmenter le volume; on doit raisonner de même des fibres charnuës des intestins, qui loin de dilater le canal *intestinal* en se resserrant par l'irritation, devroient au contraire le rétressir, comme elles le rétréssissent en effet lorsqu'elles agissent dans le mouvement *péristaltique*. On sçait d'ailleurs que le gonflement du bas ventre dont il est icy question, & qu'on exprime communément par le mot de *Bouffe*, est sans

douleur; & qu'il n'arrive ordinairement dans les fiévres malignes, que
lorſqu'on eſt actuellement dans l'aſſoupiſſement, ou qu'on y a une grande
pente; ce qui ſert à juſtifier l'explication que nous en donnons.

IV.º Il y a une eſpéce de tenſion
du ventre, qui eſt accompagnée de
douleur, & dans laquelle la région du
foye eſt fort ſenſible. Celle-là dépend
d'un véritable engorgement inflammatoire du foye; ce qui eſt prouvé
aſſez évidemment par le ſiége de la
douleur. Comme la bile qui ſe ſépare
dans ce *viſcére*, eſt une humeur naturellement épaiſſe, & que le ſang qui
y aborde par la *Veine-Porte*, eſt épais
auſſi, parce que c'eſt un ſang veineux;
il doit ſe faire des embarras fréquents
dans cette partie, quand le ſang & les
différents ſucs qu'il fournit, viennent
à s'épaiſſir plus qu'ils ne doivent, &
qu'ils ont par là moins de facilité à
circuler.

On ne doit donc pas eſtre ſurpris

que cette espéce de tension du ventre
arrive souvent dans la fiévre maligne. Outre que dans cette maladie
toutes les humeurs sont épaissies; il est
certain d'ailleurs que l'estat où se
trouve alors le cerveau, doit contribuer à produire cét accident. Dans
l'affaissement où il est, les esprits ne
peuvent s'y séparer qu'en petite quantité; ils ne peuvent donc se distribuer
dans les parties qu'en petit volume
aussi. Le foye doit se ressentir de cette
diminution plus que le reste du corps;
parce qu'il reçoit moins des nerfs à
proportion: De-là vient que les fibres
& les vaisseaux du foye tombent dans
un relâchement plus grand que les
fibres & les vaisseaux des autres parties; & qu'ils sont moins en estat de
chasser les liquides qui s'y arrestent.

Ce n'est pas d'aujourd'huy qu'on
sçait que les embarras de la teste portent ordinairement coup sur le foye.
Presque tous ceux qui ont écrit de
la Chirurgie, ont remarqué que les

coups de teste font fouvent fuivis d'un abfcès dans le foye.

Ce n'eft pas la feule conformité que les fiévres malignes ayent avec les coups de tefte : les accidents qui furviennent dans ces deux, cas font fi parfaitement femblables, qu'il eft fouvent impoffible de pouvoir décider auquel des deux ils appartiennent, quand une fiévre d'un mauvais caractére arrive après quelque violente chûte, ou lorfque le peu de fincérité des affiftants dérobe à noftre connoiffance ce qui a précédé. Ce malheur n'eft que trop commun aux enfans ; la crainte du blâme engageant ceux qui en font chargez, à une dangereufe diffimulation. L'eftat où l'on trouve le cerveau après leur mort, n'eft pas même toûjours un moyen affûré pour éclaircir ce point ; hors qu'il n'y ait dans les *téguments* ou dans le crâne, des marques qui oftent enfin toute équivoque. Ce rapport exact entre les accidents de la fiévre maligne, & ceux qui

furviennent

surviennent à la commotion du cerveau, fournit une preuve victorieuſe,
que c'eſt dans cette partie où ſe paſſe
le déſordre qui produit l'eſpéce de fiévre qui fait le ſujet de ce chapitre.

V.º Les embarras du cerveau dans
la fiévre maligne ſe communiquent
au cervelet. C'eſt une ſuite inévitable des *anaſtomoſes* qu'il y a entre les
vaiſſeaux de ces parties. Il eſt vray que
comme le cervelet eſt plus ferme,
& a plus de reſſort que le cerveau,
les embarras y ſont auſſi à proportion
moins grands : mais tels qu'ils ſont,
ils ſuffiſent pour produire dans le cours
des eſprits animaux qui coulent du
cervelet, les mêmes variations que
nous avons fait remarquer dans le
cours de ceux qui viennent du cerveau. C'eſt ce qui donne lieu aux
viciſſitudes qui ſurviennent à la reſpi-
ration; laquelle eſt dans cette maladie
tantoſt grande, fréquente, précipitée,
& tantoſt au contraire lente, rare, &
petite. Il faut pourtant convenir que

Part. I.   X

ces variations peuvent dépendre auſſi de l'inégalité qu'il y a dans l'épaiſſiſſement ou dans la raréfaction du ſang qui circule par les poulmons, & qui par cette raiſon ſurcharge plus ou moins la ſubſtance de cette partie : mais cette conſiſtance inégale du ſang eſt elle-même entretenuë par le mélange irrégulier des eſprits avec le ſang, & par le peu d'uniformité qu'il y a dans le jeu & dans le reſſort des fibres qui doivent le pouſſer & le broyer. Or l'un & l'autre de ces dérangements ſuppoſent que le cerveau eſt plus preſſé dans de certains endroits que dans d'autres, & par conſéquent, que le cours des liqueurs y eſt geſné ou interrompu.

VI.º Il eſt aiſé d'expliquer par ces principes les altérations qui arrivent au poux. L'expérience fait voir qu'il paſſe ſouvent, même d'un moment à l'autre, par tous les eſtats poſſibles ; & qu'il eſt ſucceſſivement fort & foible, grand & petit, prompt & lent. Cela

peut venir en général de trois caufes.
1.º de l'inégalité de l'épaiffiffement,
& de la raréfaction du fang qui paffe
par le cœur; ce qui fait que le cœur
doit battre diverfement, fuivant que
le fang y aborde plus ou moins vîte,
y entre en plus grande ou en moindre
quantité, & en fort avec plus ou
moins de facilité; 2.º des changements qui arrivent à la refpiration, qui
doivent, par une conféquence néceffaire, rendre les contractions du cœur
plus promptes ou plus ientes, plus
fréquentes ou plus rares, plus grandes
ou plus petites, fuivant que la refpiration elle-même eft plus ou moins
prompte, plus ou moins fréquente,
plus ou moins grande; 3.º des variations qu'il y a dans le cours des efprits
animaux, qui font portez au cœur,
foit par rapport à la quantité, foit par
rapport à la vîteffe; ce qui doit augmenter ou diminuer la grandeur, la
vîteffe, la fréquence des contractions
de ce *vifcére*. Quand on connoîft la

valeur des combinaifons, on n'a pas de peine à comprendre que ces trois caufes différemment combinées, font capables de produire tous les changements qui arrivent au poux dans la fiévre maligne.

Il fuit de ce que nous venons de dire, que la fiévre maligne dépend toûjours de l'embarras, de la difpofition inflammatoire, ou fi l'on veut, de l'inflammation même du cerveau. Cette caufe, toute fimple qu'elle paroift, fuffit pour expliquer la diverfité prefque infinie des différents accidents qui ont accoûtumé de furvenir à cette maladie, & qui fouvent fe reffemblent fi peu les uns aux autres; parce que cette caufe peut prendre diverfes formes, & qu'elle peut fe diverfifier en mille manieres. 1.° l'engagement du cerveau peut eftre phlegmoneux, œdémateux, éréfipelateux ou bien *phlegmoneux & œdémateux*, *phlegmoneux & éréfipelateux*, *éréfipelateux & œdémateux*, &c. fuivant la différente confti-

tution du sang qui le cause ; & il
doit par là produire des accidents très
différents. L'exemple des *pleurésies* &
des *péripneumonies* le fait assez comprendre ; lesquelles ont accoûtumé de
causer des accidents différents suivant
la nature & le caractére de l'inflammation qui arrive à la *pleuvre*, ou aux
poulmons.

2.º Cet engagement peut occuper
différentes places dans le dedans du
crâne, & avoir son siége dans les
méninges, ou dans la substance du cerveau, au haut, au milieu, à la base,
&c. Cela suffit pour donner lieu à des
accidents différents. C'est par là que
les *pleuresies* & les *péripneumonies* différent entre elles, suivant qu'elles
attaquent la *pleuvre*, ou les muscles
inter-costaux, la *tunique* extérieure, ou
la substance des poulmons.

3.º Enfin cet engagement peut
varier, & par rapport à l'estenduë
qu'il occupe, & par rapport au dégré
où il est porté. C'est une nouvelle

raison qui doit attirer dans la fiévre
maligne des accidents très-différents,
A peu près comme nous voyons que
les accidents sont différents dans les
pleuresies & dans les *péripneumonies*,
suivant le dégré de l'inflammation qui
les produit, où l'estenduë de l'espace
que cette inflammation occupe.

Sur ce principe, il est évident que
dans la fiévre maligne toutes les at-
tentions d'un Médécin prudent doivent se réünir pour détourner le sang
qui monte à la teste, à faciliter la circulation de celuy qui y est porté, à
procurer le retour de celuy qui y croupit. Or ce n'est, comme nous l'avons
prouvé, que de la saignée du pied
qu'on peut attendre cet avantage. Ce
n'est que par là qu'on peut restablir
l'ordre naturel de la circulation du
sang, & de la *sécrétion* des esprits animaux. Ce n'est que par là qu'on peut
prévenir les *fêlures* des vaisseaux trop
distendus, & les extravasations funestes
qui les suivent : c'est donc là aussi la

méthode qu’on doit suivre : c’est là
la pratique à laquelle on doit estre
constamment attaché dans le commencement & dans le progrès de la
fiévre maligne.

Cette conséquence seroit vraye,
quand il seroit même possible que
l’engagement du cerveau ne fût pas la
premiére & l’unique cause de la fiévre
maligne, & quand on voudroit supposer qu’il y a d’autres causes qui concourent à produire ce mal Dans cette
supposition, toute fausse que nous la
croyons, il seroit au moins toûjours
vray que le cerveau seroit violemment
attaqué : c’est un fait suffisamment
prouvé, & par les accidents qui accompagnent cette maladie, & par
l’ouverture des cadavres de ceux qui
en périssent. En voilà assez pour autoriser l’usage de la saignée du pied, &
pour obliger à le préférer dans ce cas
à celuy de la saignée du bras ; parce
que ce n’est que par le secours de la
premiére de ces saignées, qu’on peut

X iiij

remédier promptement & efficacement à l'engorgement du cerveau ; &
que la prudence veut qu'on se hâte
d'employer le moyen le plus certain
pour prévenir ou pour enlever un
embarras de cette espéce, qui attaque
une partie aussi noble que le cerveau ;
qui dérange des fonctions aussi importantes que la *sécrétion* & la distribution des esprits animaux ; qui a
accoûtumé d'augmenter si vîte, quand
on le néglige ; & qu'il est si difficile
de dissiper, quand il est malheureuse-
ment venu à un certain point.

Ce n'est pas seulement en empeschant le progrès de l'inflammation du
cerveau, qui est si dangereuse par elle-
même, que la saignée du pied réüssit
si bien dans cette occasion ; elle procure encore de grands avantages au
malade pour toutes les autres fonctions du corps : elle facilite dans cette
occasion, plus que toute autre saignée,
la circulation du sang dans toute la
machine : elle restablit les *philtrations*

dans les *couloirs* deftinez à cet ufage : elle fait enfin que le fang arrefté dans le cerveau, eft plus propre à fe réfou-dre ; ce qui fauve les fuppurations & les gangrénes mortelles. Toutes ces véri-tez fe dévoileront aifément aux yeux de ceux qui feront attention, qu'en empefchant le fang de fe porter au cerveau fi abondamment, celuy-ci fera moins preffé ; ainfi la féparation des efprits, & leur écoulement par tous les nerfs, feront plus libres : donc le cœur, en recevant davantage, aura plus de force pour pouffer le fang : les fibres à reffort, tant des vaiffeaux que des autres parties, fe contractant plus vivement & plus uniformément, chafferont, exprimeront, & broyeront mieux le fang : il aura par conféquent un mouvement moins languiffant & moins interrompu, d'autant plus qu'il devient en même temps plus fluide, & par le jeu des folides qui le foüettent, & par le mélange même des efprits qui entretiennent fes parties dans un écartement & dans un branle qui conftituë la liquidité. Les corps *glanduleux*, qui faute d'efprits eftoient tombez dans l'affaiffement, & refufoient néceffairement l'entrée aux fucs différents que le fang devoit y dépofer, reprenant du reffort, laifferont paffer avec aifance les liqueurs qui fe préfenteront à l'embouchure de leurs pores *fécrétoires* ; avantage confidérable pour tout le corps qui ne vit que par les *fécrétions* : mais utilité encore finguliére pour le cerveau, quand il y a un embarras; parce que le fang qui y a contracté des engagements, prend le train de la réfolution ou de la gangréne, felon la qualité dont il eft, & celle du fang qui y aborde ; & que le caractére du fang varie felon la façon dont il fe dépure : ainfi lorfque différentes liqueurs falines y demeurent confonduës, il doit eftre plus difpofé à ronger le tiffu des parties où il croupit, que lorfque des fucs eftrangers ne dérangent pas la proportion des principes

qui le compofent ; comme il doit arriver auffi que, lorfqu'il eft plus fluide,
la réfolution fera plus prompte & plus
aifée, que quand il a une confiftance
plus épaiffe & plus ferrée ; parce que
le fang qui aborde à la partie engorgée, contribuant beaucoup à donner
la fluidité à celuy qui y croupit, il le
pénétrera plus ou moins aifément,
felon que fes parties auront plus de
ténuité & d'agitation. Toutes ces chofes
ne font que des conféquences de la
doctrine que nous avons eftablie, &
ce feroit tout à la fois fe défier mal à
propos de la pénétration des lecteurs,
& nous écarter de noftre projet, que
d'entrer dans de plus grands détails :
il feroit inutile de faire obferver que
la faignée du pied que nous avons
confeillée dans les fiévres continuës
ardentes, eft un reméde qu'une fage
précaution fait pratiquer dans cette
occafion ; mais qu'elle eft de pure
néceffité dans les fiévres malignes : dans
les unes le cerveau peut s'embarraffer,

& c'est pour aller au devant de ce malheur, qu'on ordonne d'en détourner le
sang; mais dans les autres, le cerveau
est actuellement engagé: ainsi tout
détermine à arrester le progrès d'un
si cruel désordre. Il n'est pas moins aisé de sentir, sans qu'on soit obligé de
le faire remarquer, que c'est des différents estats du sang & du cerveau,
dans ces deux espéces de maladies,
qu'on peut déduire la raison pour laquelle la saignée du pied rabat dans
l'une l'agitation violente du sang, &
contribuë au contraire à augmenter son mouvement & son *effervescence* dans l'autre; pourquoy elle facilite
les *philtrations* dans les fiévres ardentes, où les fibres sont dans une trop
grande tension & un froncement convulsif; & qu'elle favorise aussi ces mêmes séparations dans les fiévres malignes, où le tissu fibreux des glandes
est dans un trop grand relâchement.
La grande simplicité d'un sentiment,
& la facilité avec laquelle tout s'y

explique, le marquent au coin de la vérité, surtout s'il a esté puisé dans la nature. Voilà les caractères de l'opinion que nous avons embrassée; tout y est simple, clair, lié, & suivi; & l'ouverture des cadavres, qui n'a point l'inconvénient des systêmes, y a donné naissance, ou du moins luy a communiqué une force & une précision, qui sans cela manquent toûjours aux matiéres de la Médecine Pratique.

Tout déposant en faveur de la saignée du pied, dans les fiévres malignes, ce seroit sacrifier l'évidence au préjugé, que de renoncer à une pratique que tant de choses rendent recommandable : nous n'avons pas même besoin d'en justifier les effets, ni de la laver du reproche de nouveauté, dont on la veut flétrir dans d'autres cas. L'usage qu'on en fit en 1658 sur la teste la plus précieuse de l'Europe, & l'heureux succès dont elle fut suivie, prouvent que ce n'est pas un reméde nouvellement hazardé

dans les fiévres d'un mauvais caractére. Le feu Roy de glorieuse mémoire
tomba malade à Calais, & touchoit
presque à son dernier moment. L'il-
lustre M. *Guenau*, Docteur de la
Faculté de Paris, y arrive avec une
diligence qui répondoit à la grandeur
du danger, & au rang suprême du
malade. Il fait saigner du pied le Roy
dans le moment, & luy donne peu
d'heures après l'*Emétique*. Par là il
calma presque en un jour les différents
mouvements dont l'Europe estoit déja
agitée : Le Roy mourant fut rendu
tout à coup à la vie, & l'allegresse
succeda, comme par enchantement, au
désespoir de la France éplorée. Un
excellent * Praticien d'Abbeville eut
part à la moisson de gloire que M.
Guenau recüeillit dans cette importante occasion. Après cela, la recon-
noissance des François pour la saignée
du pied, devroit estre une espéce de
rempart pour la deffendre des traits
qu'on luy a portez depuis peu. A la

* Saufoy.

vérité ils ne pouvoient paroiſtre dans une conjoncture plus favorable à la bonne cauſe, que dans un temps où l'on ſe ſouvient encore avec tranſport, que nous devons noſtre bonheur préſent, & la plus douce de nos eſpérances, à ce même reméde mis en uſage en 1721. où le plus aimable des Rois, héritier de toutes les vertus de ſes ayeux, paſſa dans peu de temps de l'eſtat le plus effrayant, à une ſituation qui rendit le calme au cœur de ſes Sujets. Cette même ſaignée vient encore de mériter de nouveaux éloges; elle ſemble eſtre inventée pour calmer les allarmes des François, & les ſuccès dont elle vient d'eſtre ſuivie, parlent en ſa faveur à l'eſprit, après avoir raſſûré le cœur. *Ces cures ſont brillantes, mais non pas haſardées.* Le ſage & reſpectable chef du conſeil de ſanté de S. M. où il y a des hommes excellents & des Praticiens du premier ordre, n'auroit ni propoſé ni approuvé un reméde dont il n'auroit pas connu les

favorables effets, par une suite d'observations faites avec autant d'attention
que de lumiéres, dans le cours d'une
pratique aussi heureuse qu'elle est mé-
thodique.

CHAPITRE XI.

De l'utilité de la saignée du pied dans la petite Vérole.

COmme la petite Vérole ne survient presque jamais qu'avec une
fiévre continuë, qui est même le plus
souvent très-violente, il est évident
qu'on doit toûjours se hâter de saigner
du pied dans cette maladie ; puisque
nous avons prouvé cy-dessus, que c'est
la conduite qu'on doit tenir dans la
fiévre continuë. Cette conséquence
est une suite naturelle de ce que nous
avons enseigné dans le chapitre 9.
& nous pourrions, ce semble, nous
épargner le soin de l'establir ici plus
amplement: mais l'importance de la
matiére

matiére mérite un éclairciffement plus eftendu, & les injuftes reproches dont *M. H.* charge ceux qui fuivent cette méthode, éxigent une juftification plus expreffe. Heureufement il eft facile de fatisfaire à cette double obligation; & il ne faut que faire attention aux caufes de la petite Vérole, & au danger éminent où le cerveau fe trouve toûjours expofé dans cette maladie, pour convaincre le Public de l'utilité de la faignée du pied dans ce mal, & pour diffiper en même temps les accufations dont *M. H.* a tâché de noircir cette pratique.

Il eft certain que la petite Vérole reconnoift pour caufe une humeur eftrangére, qui eft meflée avec le fang, ou pour nous fervir d'un terme mieux eftabli, un levain particulier qui y eft confondu. La maniére dont on communique cette maladie par la voye de *l'inoculation*, eft une preuve qui ne permet point d'en douter. On ignore à la vérité la nature de ce levain, &

cela n'est pas surprenant ; n'ignore-t-on pas de même celle des autres * levains contagieux ? * Mais on sçait que ce levain est très subtil & très pénétrant ; puisqu'il s'unit avec l'humeur de l'insensible transpiration, qui est très *tenuë*, & qu'il sort avec elle par les pores de la peau, qui sont très fins. On sçait aussi que ce levain est âcre & corrosif ; ce qui paroist assez par la fonte qu'il cause dans le sang, & par la gangréne qu'il produit en différentes parties, quand il n'a pas la liberté de se séparer. Cela suffit pour conclure qu'il doit exciter dans le sang, tandis qu'il y roule, une *effervescence*, ou si l'on veut, une raréfaction très

---

* Quoyque nous convenions que l'humeur sensible qui est contenuë dans les boutons de la petite Verole, & meslée immediatement au sang d'un homme sain, luy communique cette maladie ; nous ne pretendons pas faire conclure de ce fait, que ce même levain, lorsqu'il est confondu encore dans le sang, ou qu'il s'échappe en forme d'exhalaison, après avoir esté allié à d'autres sucs, brisé & altéré, &c. doive produire le même effet. Nous ne decidons point ici la fameuse question de la contagion, qui est absolument estrangere à nostre sujet. D'ailleurs le Public est si decidé sur cette matiére, que ce que nous pourrions en dire, ne sçauroit ni calmer ni augmenter ses terreurs.

considérable, en un mot une fiévre très violente. C'est ce que l'expérience justifie; puisqu'il est peu de fiévres aussi vives que celle qui précéde l'*éruption* de la petite Vérole : Souvent même cette fiévre est augmentée par la pourriture dont le malade se trouve plein, quand le mal commence à se déclarer, c'est-à-dire, par les restes corrompus des mauvaises digestions, qui croupissoient dans les premiéres voyes. Qu'on se rappelle présentement ce que nous avons dit dans le chap. 9.e du danger éminent de s'embarrasser, où le cerveau se trouve exposé dans les fiévres ardentes, par des raisons qui luy sont particuliéres, & qui dépendent, ou de sa structure, ou de la disposition des vaisseaux dont il est arrosé; & l'on comprendra sans peine, combien cette partie doit estre menacée dans une maladie qui commence par une fiévre aussi violente que celle que l'on observe ordinairement avant que la petite Vérole se manifeste,

Y ij

La crainte où l'on doit eftre dans la petite Vérole, à l'égard du cerveau, eft encore augmentée par l'eftat où fe trouve l'habitude du corps dès les premiers jours de la maladie. Comme la peau commence à fe couvrir de boutons, dans l'intervalle defquels il furvient fouvent des tâches de rougeole, ou des plaques *éréfipélateufes*, la tranfpiration ne peut plus s'échapper avec la liberté ordinaire ; & cette humeur eftant retenuë dans le fang, doit non feulement en augmenter la quantité par fon volume, mais doit encore en rendre le mouvement plus prompt, & la raréfaction plus grande par fa *ténuité*, & fa mobilité; ce qui doit auffi rendre plus grand, à proportion, le danger où le cerveau eft expofé.

Les boutons dont l'habitude du corps eft chargée dans la petite Vérole, produifent un autre effet plus fâcheux encore pour le cerveau ; c'eft qu'en fe gonflant, ils compriment les vaiffeaux fanguins qui font répandus fur l'habi-

tude du corps, & empeschent le sang
d'y circuler comme à l'ordinaire. Cela
fait que les vaisseaux du dedans se
trouvent plus remplis de sang, &
qu'ils doivent causer par conséquent
des engorgements dans les *viscéres*;
lesquels seront d'autant plus grands,
que la substance de ces parties se trouvera plus molle & moins en estat de
résister à la dilatation des vaisseaux.
Comme nous avons prouvé cy-dessus,
* que le cerveau avoit beaucoup moins
de fermeté que les autres *viscéres*, c'est
une nouvelle raison de craindre qu'il
ne s'engorge dans la petite vérole,
pluftost & plus considérablement que
les autres parties intérieures.

Mais enfin le danger le plus prochain pour le cerveau, dans la petite
vérole, vient de la difficulté que le
sang trouve à circuler dans les parties
extérieures de la teste. Il y a toûjours
dans cette maladie plus de boutons au
visage que dans tout autre endroit du
corps, d'une estenduë égale; surtout si

* Ch. 6.

Y iij

la petite Vérole est *confluente* à la face, comme elle l'est souvent. Or cette
grande quantité de boutons, en gonflant & en tendant la peau, doit comprimer les vaisseaux sanguins du dehors de la teste, & gêner le cours du
sang qui doit s'y distribuer; ce qui
l'oblige à se détourner vers le cerveau
par plusieurs voyes. 1.° Les artéres
qui vont au dehors de la teste, viennent du tronc de la *Carotide*, de même que celles qui vont au cerveau:
ainsi à proportion que le sang trouve
plus de difficulté à couler dans les rameaux externes qui vont au visage,
il doit à proportion couler plus abondamment dans les rameaux internes
qui aboutissent au cerveau, & surcharger les vaisseaux de cette partie
d'une quantité de sang plus grande
qu'à l'ordinaire. 2.° Il y a plusieurs
anastomoses ou communications [a] entre les branches des artéres extérieures

a 1.° Les artéres antérieures de la *dure-mere*, qui entrent dans le crâne par les
fentes *orbitaires* supérieures,
naissent des rameaux que les
artéres *maxillaires* & *angulai-*

qui rampent fur le déhors de la tefte, & celles des artéres intérieures qui fe diftribuënt au cerveau. C'eft par ces communications, qu'une partie du fang qui a efté pouffé dans les artéres du déhors, paffe dans les artéres du dedans, lorfqu'il trouve dans la petite Vérole des obftacles trop grands dans le déhors, qui l'empêchent de fuivre la route ordinaire; ce qui doit contribuer à augmenter l'embarras dont le cerveau eft alors menacé. 3.° Enfin il y a de pareilles communications ou *anaftomofes* b entre les veines du

b

res, qui font elles-mêmes des *ramifications* de Carotides externes, fourniffent aux *orbites* par les fentes *orbitaires* intérieures.

2.° Les artéres moyennes ou latérales de la *dure-mere*, qui entrent dans le crâne par les trous épineux de l'os *fphenoïde*, font des rameaux auffi des *Carotides* extérieures.

3.° Les artéres poftérieures de la *dure-mere* viennent des artéres *Vertébrales*, qui, avant que d'entrer dans le crâne par le trou *occipital*, communiquent avec les branches poftérieures ou *occipitales* des *Carotides* externes.

4.° Les *Vertébrales* & les *Carotides* internes, qui s'anaftomofent entre elles, communiquent auffi avec les différentes artéres qui fe diftribuënt fur la *dure-mere*; & par ce moyen communiquent au déhors avec les artéres extérieures, avec lefquelles ces artéres de la *dure-mere* communiquent elles-mêmes.

b 1.° Il y a de chaque cofté fous la gorge & autour du col, une *anaftomofe* fenfible entre la *jugulaire* interne & l'externe.

2.° Les rameaux des *jugulaires* externes, qui viennent

cerveau & celles du visage, par où les veines du cerveau peuvent quelquefois se décharger dans celles du visage, d'une partie du sang dont elles sont trop pleines : mais ce secours manque absolument dans la petite Vérole, à cause du gonflement du visage, & de la compression que les veines de cette partie doivent en souffrir : & c'est une nouvelle raison, qui doit faire comprendre combien il est dangereux que le gonflement & la tension du déhors de la teste, ne causent dans cette occasion des engorgements dans le cerveau.

des *orbites*, tant les *maxillaires* qui sortent par les fentes *orbitaires* inferieures, que les *angulaires* qui passent par les grands angles ou *Canthus*, communiquent avec les *sinus* de la *dure-mere*.

3.° Les veines du dedans du nez ont aussi des communications sensibles avec les mêmes *sinus*,

4.° Les *sinus lateraux* communiquent de chaque costé avec une veine qui sort du crâne par un trou qui est derriere *l'apophyse Mastoïde* : & par le moyen de cette veine, ils ont un commerce ouvert avec la *jugulaire* externe où cette veine va aboutir.

5.° Les *sinus occipitaux* s'anastomosent avec les *sinus vertébraux* par les trous *condyloïdiens* posterieurs, ou à leur defaut, par le grand trou occipital : & ces *sinus vertébraux* communiquent ensuite avec les branches posterieures des *jugulaires* externes, vers la circonference de ce même trou.

6.° Enfin il y a plusieurs communications entre ces branches posterieures des *jugulaires* externes, & les veines *vertebrales*, dans les echancrures par où passent les nerfs de la moele de l'epine.

Nous n'avançons rien icy fur le re-gorgement du fang du déhors en de-dans, qui ne foit confirmé par des exemples certains. C'eft par là que l'embarras d'un feul rein caufe fouvent des fuppreffions totales d'urine; parce que le fang qui ne peut plus paffer li-brement dans les vaiffeaux du rein af-fecté, fe détourne vers l'artére *émul-gente* oppofée, & engorge de cette ma-niére le rein même qui eftoit fain. C'eft par là que les *E'réfipéles* du dé-hors de la tefte font prefque toûjours fuivies du *délire* ou de l'affoupiffe-ment; parce que ces *E'réfipéles* exté-rieures caufent des embarras, des *E'ré-fipéles* ou des inflammations dans le cerveau par la communication des vaif-feaux: c'eft par là que la petite Vérole qui eft *confluente* au vifage, eft prefque toûjours funefte: c'eft par là qu'on peut expliquer un fait certain dont il feroit difficile de rendre raifon au-trement; fçavoir pourquoy les peti-tes Véroles *confluentes* à la face, mais diſcrétes dans le reſte du corps, ſont plus dangereuſes que les petites Véroles diſcrétes au viſage, mais *confluentes* par tout ailleurs ; quoyque le nombre des boutons ſoit plus grand dans ces derniéres, & qu'on ait raiſon de croire que le levain qui les produit, eſt auſſi plus abondant à proportion. C'eſt enfin à raiſon de ces communications * que les petites Véroles dans leſquelles

* Il ne ſera peut-eſtre pas inutile de faire obſerver que les conſéquences que nous venons de tirer de la communication des vaiſſeaux intérieurs de la teſte avec les extérieurs, & d'où nous déduiſons en partie le danger dont le cerveau eſt ménacé dans la petite Vérole, n'ont rien de contraire à ce que nous avons eſtabli par rapport à ces mêmes *anaſtomoſes*, à l'occaſion de la ſaignée de la *Jugulaire* : dans le cas dont il s'agit ici, nous ſoutenons que le ſang ſe détourne dans les vaiſſeaux internes ; parce qu'il trouve trop de réſiſtance dans les externes : & que par une ſuite néceſſaire, le cerveau reçoit trop de ſang dans cette maladie ; parce qu'il ne peut eſtre porté à l'ordinaire dans les parties extérieures dont les vaiſſeaux ſont preſſez : mais on ne peut conclure de là que, lorſqu'on exécute la ſaignée du col ſur un ſujet où le volume du ſang a eſté conſidérablement diminué, celuy qui eſt attiré de ſurcroiſt dans la *Carotide* externe, ſe porte plus abondamment dans les rameaux de cette artére, qui communiquent avec ceux de la *Carotide* interne ; & que par conſéquent le cerveau en reçoive une plus grande quantité : car dans ces circonſtances, le ſang eſt determiné en entier vers les rameaux qui aboutiſſent à ceux de la veine ouverte, où il trouve moins de réſiſtance que par tout ailleurs : & il ſuffit à peine à remplacer celuy qui en ſort ; ainſi dans cette occaſion il en ſera moins porté au cerveau qu'à l'ordinaire, comme nous l'avons aſſez amplement expliqué.

le visage se gonfle considérablement
tout à coup, sont pour la plufpart
mortelles, comme l'expérience ne l'a
que trop appris.

Voilà quelles font les caufes & les
difpofitions particuliéres, qui font
craindre pour l'engorgement du cerveau dans la petite Vérole. Elles ne
permettent gueres d'eftre tranquille
fur un accident fi capital, qu'elles
font regarder comme très prochain.
Mais les craintes qu'elles infpirent, font
bien augmentées par la nature & par
la qualité des *fymptomes* qui furviennent : comme il n'en eft prefque aucun qui n'annonce un embarras du
cerveau, ou fait, ou commencé ; il n'en
eft aucun qui ne doive faire fentir
toute la grandeur du danger, à mefure
qu'il en démontre la réalité.

1.º Un Autheur moderne * a déja
fait remarquer que le battement des
artéres *Carotides* eft ordinairement
plus grand dans la petite Vérole, que

---

* *M. Helvetius* dans fes obfervations fur la petite Vérole.

dans la simple fiévre continuë. Cette observation est certaine; & cet accident est même le plus souvent un très mauvais signe. Or ce battement violent des artéres *Carotides*, peut dépendre de la grande quantité du sang qui y est poussé avec d'autant plus d'impétuosité, qu'il est pour l'ordinaire extrêmement raréfié, & que le mouvement du cœur est alors très fort : mais quoyque cette explication fût propre à faire sentir que le cerveau est plus menacé que toutes les autres parties du corps, ausquelles le sang seroit en ce cas-là porté, à proportion, moins abondamment qu'à la teste ; cependant, comme le sang ne doit gueres faire d'effort sur les costez des artéres, tandis qu'il peut y continuer librement son cours; & que d'ailleurs dans d'autres maladies où la fiévre est très vive, on ne remarque pas un battement dans les *Carotides*, pareil à celuy qu'on apperçoit souvent dans les petites Véroles malignes, où la raréfaction

du sang, c'est-à-dire, où la fiévre est
très médiocre ; nous sommes plus
disposez à croire que cela vient de ce
que le sang, qui est poussé dans les
artéres *Carotides*, trouvant de la résistance à l'extrêmité des *ramifications*
qui en naissent, est obligé de faire un
plus grand effort sur les *parois* de leurs
troncs, & d'y causer une dilatation
plus grande & plus sensible. C'est sur
ce principe que les Médecins éclairez
ont accoûtumé de juger qu'il y a des
embarras dans les *viscéres* du bas ventre, quand ils sentent des battements
violents dans les artéres *Gastriques*,
Epiploïques, *Mésenteriques* * qui s'y
distribuënt. Sur ce pied là, si l'on
convient que la résistance que le sang

*

* Dans le dénombrement
des artéres dont on apperçoit
les battements dans les embarras des différents *viscéres*
du bas ventre, nous n'avons
pas nommé la *Cæliaque*; quoyque nous n'ignorions pas que
c'est d'elle dont on parle le
plus ordinairement dans cette
occasion : mais c'est une erreur manifeste où l'on est
tombé, je ne sçay pourquoy,
& dont on se desabusera aisément, si l'on fait attention que
le tronc de la *Cæliaque* ne
sçauroit estre senti ; parce qu'il
est situé au-dessous du petit
muscle du *Diaphragme*; & que
même les racines *tendineuses*
de ce même muscle descen-
dent dans le bas ventre, plus bas
que l'endroit où ce tronc très-
court sort de l'*aorte*. D'ailleurs
ce tronc est couché derriere

trouve à avancer dans les troncs des *Carotides*, vient de l'embarras qu'il y a tant dans les *ramifications* intérieures de ces artéres qui appartiennent au cerveau, que dans les *ramifications* extérieures qui vont à la face; dans ce cas-là le battement violent des *Carotides* sera une preuve certaine que l'engorgement du cerveau est déja formé. Si l'on suppose au contraire, que ce battement violent n'est produit que par l'embarras qu'il y a au déhors de la teste; dans ce cas, il est au moins certain que ce battement annonce l'engorgement du cerveau comme prochainement imminent; parce que le sang qui est alors détourné sur cette partie, doit nécessairement l'y causer.

2.° *L'Hémorrhagie* du nez, qui est

l'estomac, & très près des *vertébres*; ce qui le dérobe à l'exploration: enfin le *pancréas* luy-même, & la naissance du *mésocolon* le mettent absolument à l'abry du tact le plus délicat.

Nota. Le battement de la grande *Gastrique* ne peut estre apperçû que lorsque l'estomac est plein, soit d'aliments, soit de vents; parce qu'alors la grande courbure de ce *viscére*, qui est le lieu où cette artére se trouve située, devient antérieure, & s'offre par là aux doigts qui tâchent de l'examiner.

très fréquente dans la petite Vérole, &
beaucoup plus fréquente que dans les
fiévres continuës simples, est un autre
accident qui montre le danger du
cerveau. Comme elle n'est occasionnée
alors par aucune cause extérieure, elle
ne peut venir qu'ou de ce que les *sinus*
de la *dure-mere* versent dans les vaisseaux de l'intérieur du nez, avec qui
ils ont des communications certaines, une partie du sang dont ils sont
surchargez ; ou de ce que ces vaisseaux
trop pleins eux-mêmes du sang qui y
est poussé , n'ont pas la ressource ordinaire de pouvoir s'en décharger en
partie dans les *sinus* de la *dure-mere.* Il
est visible que les vaisseaux du nez
sont forcez de crever dans l'un &
dans l'autre de ces deux cas : mais il
est visible aussi, que l'un & l'autre de
ces cas supposent dans les vaisseaux du
cerveau un engagement déja formé ,
ou tout au moins un embarras considérable.

3.º On doit dire la même chose de

la rougeur des yeux, qui est assez ordinaire dans la petite Vérole, en ceux
même dont les yeux ont esté d'ailleurs
respectez par l'*éruption* des *pustules.*
Cet accident, quelque léger qu'il pa-
roisse, ne laisse pas d'estre ordinairement d'un mauvais présage ; parce
qu'il indique la peine que le sang
trouve à circuler dans les vaisseaux du
cerveau. En effet, la rougeur des yeux
ne dépend dans ces circonstances, que
d'une de ces deux causes ; ou de ce
que le sang, qui est poussé dans les
Carotides internes, ne pouvant point
se répandre avec la facilité ordinaire
dans la substance du cerveau, se détourne plus abondamment dans les
artéres *ophthalmiques,* qui naissant du
tronc des *Carotides,* & qui passant
dans l'*orbite* par la fente *sphénoïdale,*
vont se distribuer aux yeux ; ou de ce
que le sang qui a esté porté dans le
globe des yeux, ne peut en revenir
aussi librement qu'à l'ordinaire ; parce
que les *sinus pierreux* supérieurs , &

ceux

ceux qui font fituez à coſté de la *ſelle*
de l'os *ſphénoïde*, où vont aboutir les
veines *ophthalmiques* qui rapportent le
ſang des yeux, luy refuſent l'entrée.
Or l'une & l'autre de ces deux cauſes
ſuppoſent également un embarras dans
les vaiſſeaux du cerveau ; & par conſéquent, annoncent toûjours également quelque évenement funeſte.

IV.º C'eſt par la même raiſon que
l'écoulement involontaire des larmes
eſt toûjours d'un mauvais augure,
quand il arrive dans la petite Vérole
ſans que les yeux ſoient garnis de
boutons ; car dans ce cas, cet écoulement ne peut reconnoiſtre qu'une de
ces deux cauſes, 1.º l'abondance & le
ſéjour du ſang dans les glandes *lacry-*
males ; lequel, à force d'y croupir, y
laiſſe échapper ſous la forme de larmes
toute la *lymphe* dont il eſt chargé. Comme cette premiére cauſe revient à ce
que nous venons de dire de celle qui
produit la rougeur des yeux, elle indique auſſi, par la même raiſon, le même

danger pour le cerveau : 2.° Le refferrement ou la *contraction* fréquente & convulfive du tiffu fibreux qui entoure les glandes *lacrymales* ; ce qui hâte la *fécrétion* des larmes à laquelle elles font deftinées. Cette feconde caufe eft une fuite du mouvement précipité & irrégulier des efprits animaux : & comme nous fuppofons qu'il n'y a point de boutons dans les yeux, qui en les irritant puiffent déterminer ce mouvement des efprits, on eft forcé de convenir qu'il ne peut eftre produit alors, que par les battements violents des artéres dans l'endroit du cerveau, d'où les nerfs des glandes *lacrymales* prennent naiffance, ou au moins dans les membranes qui couvrent le cerveau dans cet endroit ; ce qui, tout bien confidéré, dénote un veritable embarras dans le cerveau. *

V.° On doit faire fur le bourdonnement d'oreille, qu'on obferve

* C'eft par cette feconde raifon que le clignottement, qu'on obferve dans ceux qui ont cette maladie, effraye les Medecins bien inftruits de l'œconomie du corps : car cet

quelquefois dans la petite Vérole, le
même raisonnement que nous venons
de faire sur la rougeur des yeux & sur
le *larmoyement* involontaire. Pour expliquer comment les malades entendent
un bruit qui n'existe pas, il faut nécessairement supposer que les nerfs
auditifs sont ébranlez, & qu'ils le sont
à peu près de la même maniére qu'ils
le seroient en effet par l'action des
rayons sonores. Tout le monde doit
convenir qu'en ce cas cet ébranlement
doit se faire, ou dans l'origine de ces
nerfs, c'est-à-dire, dans le cerveau ;
ou dans leur extrémité, c'est-à-dire,
dans l'organe intérieur de l'ouïe. Mais
dans quelqu'endroit qu'il se fasse, il ne
peut estre causé que par le battement
des artéres voisines, qui se dilatent

accident vient d'un mouvement convulsif de la paupiere,
qui suppose que les nerfs qui
s'y distribuënt, sont secoüez
irrégulierement dans leur origine; ce qui n'arriveroit pas, si
le sang rouloit uniformément
dans tout le cerveau : car alors
les battemens des artéres sont
proportionnellement égaux,
& le cours des esprits se fait
dans tous les nerfs avec régu-
larité. L'expérience a fait voir
plus d'une fois que cet accident, qui n'en paroit pas un
aux yeux des assistants, a esté
suivi d'une fin tragique, que
rien ne paroissoit d'ailleurs
annoncer.

Z ij

avec plus de violence qu'à l'ordinaire, parce qu'elles sont trop pleines de sang. Si l'on suppose que l'ébranlement des nerfs de l'ouïe se fasse à leur origine, le bourdonnement d'oreille sera dans ce cas une marque certaine d'un engorgement actuel dans l'endroit du cerveau, d'où ces nerfs prennent naissance. * Si l'on veut au contraire que cet ébranlement n'arrive que dans l'extrémité des nerfs *auditifs*,

* On peut expliquer de cette manière un fait que *M. Chirac* a observé plusieurs fois. Ce grand Medecin a remarqué que c'est un signe presque toûjours funeste, lorsque ceux qui tombent dans une fièvre maligne ou une petite Verole, sentent une vive douleur, dans quelque partie du corps, laquelle n'augmente ni ne diminuë, ni par les mouvements qu'on fait, ni par la compression des doigts, ni par les applications exterieures : en un mot, par rien de ce qui peut denoter que la cause qui la produit reside dans le lieu où le malade dit qu'il sent la douleur. Cette douleur fixe, qui pour l'ordinaire n'occupe qu'une estenduë que le bout du doigt pourroit couvrir, vient de l'ébranlement ou du piquottement qui se fait à l'origine des nerfs de la partie où l'on rapporte la douleur ; & ainsi elle est occasionnée par les secousses trop fortes de quelques rameaux artériels extrêmément engorgez, ou par l'action même de quelque suc déja sorti de ses tuyaux. La France se souviendra long-temps que c'est par une pareille douleur que commença la maladie qui luy enleva une Princesse Auguste, qui estoit tout à la fois l'objet de son amour & de son admiration, & dont la perte ne pouvoit estre réparée, que par le modèle le plus accompli de toutes les vertus qui donnent, si j'ose le dire, un nouvel éclat à la Pourpre, & la rendent (s'il se peut) plus respectable.

le bourdonnement d'oreille, en annonçant alors un embarras dans l'organe intérieur de l'ouïe, annoncera en même temps aussi un embarras pareil dans le cerveau, dont l'embarras du dedans des oreilles, ne sera même que l'effet; car cet embarras de l'intérieur des oreilles ne peut venir, qu'ou de ce que le sang y est porté trop abondamment par les artéres *acoustiques*, qui prennent naissance des artéres *Verté-brales* ; & cela parce que les artéres *Vertébrales* ont plus de peine qu'à l'ordinaire à se décharger du sang qu'elles contiennent, dans les autres rameaux qui se distribuënt au cerveau : ou cet embarras dépend de ce que le sang revient trop lentement de l'intérieur des oreilles par les veines *acousti-ques* qui vont se jetter dans les *sinus pierreux;* difficulté dans le retour de ce sang, qui n'arrive que parce que ces *sinus,* qui sont eux-mêmes trop pleins, ne sont pas en état de recevoir aussi librement qu'à l'ordinaire le sang qui

Z iij

y aborde. Or l'une & l'autre de ces causes supposent un embarras déja formé dans le cerveau. Ainsi de quelque maniére qu'on explique le bourdonnement d'oreilles, on doit toûjours le regarder comme un signe d'un engorgement dans le cerveau, & par conséquent, comme un signe d'un très mauvais préfage.

VI.º Le bégayement est un autre *symptome* prefque toûjours funeste dans la petite Vérole. C'est ainsi que je l'ay obfervé plus d'une fois avec plufieurs de mes Confreres, même dans des petites Véroles *difcrétes*, où les grains eftoient gros, élevez, d'une bonne couleur, & où la fiévre paroiffoit affez proportionnée au nombre des boutons. Ce bégayement augmente quelquefois à un tel point, que les malades deviennent abfolument muets, & le danger augmente auffi à proportion. Or il eft vifible que ces *symptomes* ne dépendent que de la compreffion plus ou moins grande,

que les vaisseaux trop pleins de sang
font dans le cerveau même, sur les
origines des nerfs qui vont à la langue:
& ce n'est que par là aussi, que ces
accidents doivent estre regardez comme funestes.

VII.º Il en est de même de la roideur des *tendons* du poignet, qu'on regarde avec raison comme un accident
d'un mauvais présage. Elle dépend de la
forte *contraction* des muscles de la main
& des doigts : cette *contraction* vient
elle-même du mouvement rapide des
esprits qui y sont poussez du cerveau:
& ce mouvement rapide n'est communiqué aux esprits, que par le battement violent que les artéres surchargées de sang, font dans l'endroit
du cerveau, d'où prennent naissance
les nerfs qui aboutissent à ces muscles.
Ainsi en remontant de dégré en dégré, la roideur des *tendons* du poignet
dénote toûjours le mauvais estat du
cerveau ; & c'est par là qu'elle doit
faire craindre des suites funestes.

Z iiij

VIII.º Il n'eſt pas beſoin de s'arreſter à tirer de pareilles inductions de l'accablement, du *délire*, des convulſions, de l'aſſoupiſſement, &c. où les malades tombent ſouvent dans la petite Vérole. Perſonne n'ignore que ces accidents dépendent toûjours de l'engorgement du cerveau, plus ou moins grand, plus ou moins eſtendu, qui attaque la ſubſtance cendrée, ou la ſubſtance *médullaire*, &c. On peut en tout cas conſulter là deſſus ce que nous en avons dit dans le dernier chap. à l'occaſion de la fiévre maligne.

La preuve qui réſulte de ces différentes réfléxions réünies, fait connoiſtre d'une maniére bien claire le mauvais eſtat où le cerveau ſe trouve dans les petites Véroles fàcheuſes, & le danger éminent dont il eſt alors ménacé. Mais quelque forte que ſoit cette preuve, elle reçoit encore un nouveau dégré de certitude, des différentes obſervations qu'on fait ſur les cadavres de ceux qui meurent de cette formidable maladie.

Dans les uns il y a du sang extra-
vasé entre la *dure* & la *pie-mere*, ou
entre la *pie-mere* & la substance *corti-
cale :* dans quelques autres les membranes du cerveau sont attaquées d'une
inflammation gangreneuse : il y en a
où l'on trouve une liqueur *purulente*
dans les *anfractuositez* du cerveau :
quelques-uns ont la substance *médullaire* d'un rouge vif; au lieu qu'elle
doit estre blanche naturellement : on
en voit où la *sérosité* des *ventricules* du
cerveau est sanguinolente, & pleine
de petits grumeaux de sang, qui n'ont
pas esté entiérement délayez & fon-
dus. Enfin dans presque tous, les vaisseaux qui rampent sur la substance
cendrée, sont extrémement dilatez,
& pleins de sang, & ont pour le moins
trois fois plus de volume que dans
l'estat naturel.

Ce sont là tout autant de preuves
évidentes de l'embarras & de l'engorgement du cerveau, contre lequel
nous voulons qu'on se précautionne

dans la fiévre violente qui précéde *l'éruption* de la petite Vérole. On ne sçauroit douter que dans cette maladie le sang ne s'arreste & ne croupisse dans les vaisseaux du cerveau ; qu'il ne les gonfle & ne les dilate outre mesure, & qu'il ne produise par là des inflammations, des compressions, des battements dans différents endroits du cerveau : on est même obligé de convenir que souvent le sang, à force de s'accumuler dans le cerveau, y créve les vaisseaux qui le renferment, & y cause des *extra-vasations*, ou des *suppurations* mortelles : mais dès que ces faits sont une fois avoüez (& comment pourroit-on les révoquer en doute ?) on ne doit plus hésiter sur la nature du reméde qu'il faut employer pour les prévenir.

Il ne s'agit point d'establir ici que la saignée en général est un reméde utile pour la petite Vérole ; c'est un point qu'on a déja gagné sur la prévention du Public, & sur l'entêtement de quelques Praticiens. Tout le monde convient aujourd’huy que ce fecours eft néceffaire dans une maladie inflammatoire de cette efpéce ; qu’en défempliffant les vaiffeaux, on prévient les engorgements & les inflammations, les crevaffes & les *extravafations* qu’on a fujet de craindre dans l’*éruption* & dans la *fuppuration* des *puftules ;* qu’en diminuant de cette maniére la compreffion que fouffrent les glandes de la peau , on facilite la féparation du levain eftranger qui doit s’y faire ; & qu’on hafte par conféquent la *dépuration* du fang, & le calme qui en eft la fuite; qu’en rendant la circulation plus libre & plus égale, on donne plus de facilité aux parties de ce levain, de fe rencontrer & de s’unir pour pouvoir s’allier enfuite avec l’humeur de l’infenfible tranfpiration avec laquelle elles doivent fortir; enfin qu’en vuidant une partie du fang, on vuide auffi à proportion une partie du levain qui s’y trouve confondu ; & qu’on

diminuë d'autant celuy qui y reste, &c.
Ces raisons sont trop connuës pour
avoir besoin d'un plus grand éclaircissement; & elles sont d'ailleurs étrangeres à nostre sujet. Il s'agit uniquement icy de fixer l'endroit d'où il convient de saigner dans les avant-coureurs
de la petite Vérole; & la question presente ne roule que sur ce choix.

Mais y a-t-il quelque raison de
douter sur cette matiere? Peut-on balancer un moment à se déterminer
pour la saignée du pied? Nous avons
prouvé cy-dessus * que cette saignée
procure les mêmes avantages, quant à
l'évacuation, que celle du bras. C'est un
titre qui la met en droit de concourir
avec cette saignée: & ceux-là même
qui écrivent contre l'usage de la saignée du pied, ne peuvent avec raison
contester cette verité. Mais cette saignée a pour soy des titres bien plus
forts, qui doivent luy asseurer une
préférence entiére: & c'est un second
point dont nous prétendons leur arra-
cher l'aveu.

1.º Le cerveau est toûjours ménacé dans la petite Vérole, d'embarras, d'engorgement, d'inflammation; comme nous venons de le prouver : & c'est dans les accidents qui dépendent de l'engagement du cerveau, tels que le *délire*, l'assoupissement, les convulsions, &c. que périssent presque tous (pour ne pas dire) tous ceux que cette maladie enléve. La saignée du pied, en détournant le sang en bas, diminuë la quantité & l'impétuosité de celuy qui monte à la teste ; prévient par là les engorgements du cerveau, s'ils sont encore à faire; ou tout au moins les diminuë, s'ils sont déja faits; & les met en estat de se dissiper, s'il se peut, sans causer des *extra-vasations* ni des *suppurations* mortelles. C'est l'effet que la saignée du pied produit constamment dans toutes les autres maladies où l'on craint pour le cerveau : & c'est par conséquent l'effet qu'elle doit produire aussi dans la petite Vérole, dans des circonstances semblables.

2.º Les Praticiens fçavent que l'*éruption* de la petite Vérole eſt ſouvent arreſtée ou retardée, parce que les glandes *cutanées* ſont trop ſerrées, & le tiſſu de la peau trop tendu par le froncement convulſif des fibres qui le compoſent. Ce froncement eſt toûjours l'effet d'un cours rapide & précipité des eſprits animaux qui y coulent du cerveau; & ce cours des eſprits dépend luy-même des ſecouſſes violentes que les artéres trop pleines de ſang donnent à la ſubſtance du cerveau par leurs battements. Or la ſaignée du pied, en déſempliſſant les vaiſſeaux du cerveau, remédie à la plénitude de ces artéres, & modére la violence de leurs battements. Elle doit donc auſſi contribuer à faciliter l'*éruption* de la petite Vérole; en rendant aux glandes leur liberté, & à la peau ſa ſoupleſſe. C'eſt ainſi qu'on obſerve ſouvent que la petite Vérole, qui ne ſortoit qu'imparfaitement pendant un violent tranſport, s'eſtablit d'une maniére complette, dès que le mouvement des esprits devient plus tranquille, & que l'Esprit commence de reprendre ses droits.

3.° Il arrive quelquefois aussi, que la sortie de la petite Vérole se trouve ralentie par le trop grand relâchement de la peau ; lequel rabat le mouvement du sang qui y circule, & nuit à la *dépuration critique* qui doit s'y faire. Or comme ce relâchement excessif ne vient alors que de la compression trop grande que le cerveau souffre de la part du sang qui y croupit, & qui ne permet plus aux esprits de se séparer ni de se distribuer avec la liberté ordinaire ; il est évident que la saignée du pied, qui prévient ou qui dissipe cette cause, doit rétablir & hâter même dans ce cas la sortie de la petite Vérole. C'est par là que l'*éruption*, qui ne se montre que d'une maniére languissante, quand les malades font fort assoupis les premiers jours du mal, s'achéve avec vigueur, dès que la teste se débarrasse.

Tous ces effets, que la saignée du pied produit dans la petite Vérole, sont des effets qui sont propres à cette saignée. On ne doit attendre rien de pareil de celle du bras, qui loin de désemplir les vaisseaux du cervau, augmente au contraire la quantité du sang qui y monte, ou du moins ne la diminuë pas. Et voilà ce qui fixe en faveur de la saignée du pied, la préférence qu'on tâche de luy contester. Non seulement on peut employer cette saignée avec une entiére sûreté, lorsque les accidents ménacent de la petite Vérole, & l'annoncent à un Médecin attentif; parce qu'elle est très propre à prévenir le mal qu'on craint dans le cerveau, & à remédier (s'il est possible) à celuy qui peut y estre déja formé; mais on est forcé même à l'employer, & à l'employer par préférence, parce que c'est un reméde unique dans ces conjonctures, & qu'il n'y a point d'autre secours qui puisse procurer les mêmes avantages.

Cette

Cette pratique peut eftre autorifée par le fuffrage de *M. Hecquet* luy-même; & nous pouvons faire valoir en fa faveur jufqu'au Traité ᵃ qu'il a compofé exprés pour la combattre. Il recommande luy-même dans cet ouvrage, l'ufage de la faignée du pied dans la petite-Vérole, du moins dans le cas de la *phrénéfie* ou du tranfport au cerveau ; & il cite avec éloge ᵇ *l'hiftoire d'une cure de petite-Vérole, faite par* M. Riolan *ce fameux Maître en l'Ecole de Paris, lequel guérit un jeune homme de condition par une faignée du pied, qu'il ordonna à la place d'un* fudorifique *qu'on vouloit luy donner dans cette petite-Vérole, dans le temps qu'il eftoit en phrénéfie.* L'approbation que *M. H.* donne à la faignée du pied dans ces conjonctures, ne fçauroit eftre plus concluante pour nous. Si l'on peut, fi l'on doit même, fuivant cet Auteur célébre, faigner du pied dans la petite-Vérole,

ᵃ

ᵇ Pag. 21. & 22.

ᵃ Obfervations fur la faignée du pied.

Part. I.   A a

dans les cas de *phrénéfie* ou de tranfport au cerveau, c'eft-à-dire, dans les
engorgements *inflammatoires* de cette
partie, on peut & on doit le faire de
même dans tous les autres cas d'engorgements du cerveau, où il paroîft
que cette partie eft furchargée du
fang qui s'y arrefte, ou lorfqu'on pré-
voit qu'elle eft en rifque de s'engager :
& fi l'ufage de cette faignée dans les
premiers cas, eft fouvent fuivi d'un
heureux fuccés, comme *M. H.* l'af-
fûre avec raifon, on doit en attendre un fuccés pareil dans les autres
cas, avec encore plus de confiance ;
puifque les embarras du cerveau, qui
ne font pas encore *inflammatoires*,
font plus aifez à diffiper, & moins
capables de produire dans le cerveau
des altérations funeftes, que ceux qui
le font déja.

Cette premiére vérité, que *M. H.*
avouë, & qui fert à étendre l'ufage
de la faignée du pied dans la petite-
Vérole, beaucoup au-delà des bornes

étroites où il voudroit le refferrer,
doit eftre fuivie d'un fecond aveu de
fa part, qui n'eft pas moins important ; c'eft que loin qu'on doive différer la faignée du pied, (comme il le
prétend,) on ne fçauroit au contraire l'employer d'affez bonne heure
dans les cas où elle convient. Comme il eft plus facile de prévenir un
mal qui eft à faire, ou d'y remedier
quand il commence, que de le guérir lorfqu'il eft formé, la prudence
demande qu'on fe hâte de faigner du
pied, dès que le moindre accident
indique que le cerveau commence à
fouffrir. Il ne faut pas même attendre
un pareil accident dans une maladie
comme la petite-Vérole, où l'on fçait
que le fang, qui eft dans une grande
effervefcence, fe porte toûjours à la
tefte avec impétuofité, & y caufe des
embarras fréquents & fi fouvent funeftes. Dans cette conjonéture, un
Médecin fage & prévoyant, qui con-
noift la nature de la maladie & les

A a ij

suites qu'elle a accouſtumé d'avoir,
doit ſe déterminer à ſaigner du pied
ſur le champ, ſans attendre d'autre
avertiſſement; & il n'a beſoin de conſulter les accidents qui ſurviennent,
& qui marquent l'eſtat du cerveau,
que pour décider s'il faut réïtérer ce
reméde, & combien de fois il faut
le réïtérer.

C'eſt ainſi ſans doute, que *M.
Riolan* ſe ſeroit conduit, s'il euſt eſté
appellé de meilleure heure auprès du
Malade qu'il guérit de la petite-Vérole
par la ſaignée du pied : il eſt évident du
moins que c'eſt ainſi qu'il euſt dû ſe
conduire. Il y auroit non ſeulement
de la dureté à agir autrement, & à
voir d'un œil tranquille le commencement & le progrès d'un mal capital, ſans s'aviſer d'y porter reméde,
que quand il eſt formé : mais, ce qui
eſt encore pire, il y auroit une témé-
rité outrée. Sçait-on juſqu'à quel degré le mal doit augmenter ? & ne
riſqueroit-on pas par une pareille

conduite, de le laisser devenir irré-
médiable avant que de croire qu'il fust
temps d'y remédier? Il n'arrive que
trop souvent que les désordres du cerveau ne commencent de se manifester,
que quand il s'est déja fait des *extravasations* ou des suppurations mortelles.
A quoy peut servir dans ce cas la saignée du pied trop long-temps diffé-
rée? La *catastrophe* la plus funeste suit
de près l'accident & le reméde; & les
malades, tristes victimes d'une prévention mal fondée, succombent par
des coups imprévûs à la violence d'un
mal qu'on auroit pû souvent prévenir
ou guérir, si les saignées du pied
avoient esté pratiquées de meilleure
heure.

Fin de la premiére partie.

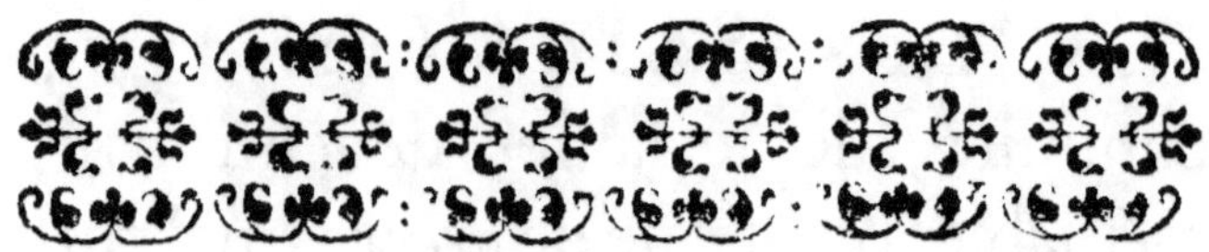

TABLE

DES

MATIE´RES

CONTENUES

DANS CE TRAITE´.

PREMIE´RE PARTIE.

A

B

TABLE

E

F

G

DES MATIERES.

M

O

P

Pied. La Saignée du pied est *évacuative* de
même que celle du bras. 91. produit à cet
égard les mêmes effets. 92. est *dérivative* dans
le tronc de l'*Aorte* inférieure, & dans toutes
les branches qui en naissent. 93. nuisible par
là dans les inflammations ou engorgements
des extrémitez inférieures, des *viscères* du
bas ventre, & de la partie inférieure de la
poitrine. 96. dans les pertes immodérées &
dans le flux des *Hémorrhoïdes*, 97. utile au
contraire à raison de cette *dérivation*, pour
provoquer ou augmenter l'écoulement des
regles, *ibid.* *révulsive* à l'égard des branches
supérieures de l'*Aorte*. 98. convenable par là
dans tous les embarras ou inflammations qui
attaquent les parties où ces branches portent le
sang. 99. nécessaire dans la fièvre maligne par
rapport au siége du mal, qui est dans le cerveau.
326. & par rapport aux avantages particuliers qu'elle procure dans cette maladie. 328
& suiv. Nécessaire dans la fièvre continuë,
parce que le cerveau est alors plus exposé à
l'engorgement que les autres *viscères*. 252. *&*
suiv. parce que les engorgements du cerveau
sont plus dangereux que ceux des autres *visci-*
res. 275. *& suiv.* parce qu'elle procure encore d'autres avantages particuliers. 281. *&*
suiv. Très nécessaire sur tout pour les enfans
qui ont la fièvre continuë, & pourquoy! 287.
& suiv. Enumération de tous les cas dans lesquels elle convient, ou ne convient pas. 103.
& suiv. Pratiquée avec succés dans la maladie

S

B b iij

TABLE DES MATIERES.

Y

Fin de la Table de la premiere Partie.

ERRATA.

Pag. 23. ligne 4. *à ces rameaux,* lifez *à fes rameaux.*

Pag. 92. lignes 13. & 14. *d'aucune artére ni d'aucun tendon confidérables,* lifez *d'aucun tendon, ni d'aucune artére confidérable.*

Pag. 120. lignes 11. & 12. *autant qu'on gagnera,* lifez *au moins autant qu'on gagnera.*

Pag. 123. lignes 4. & 5. *par la même voye,* lifez *par le même moyen.*

Pag. 140. ligne 42. *plus des Médecins,* lifez *plus de Médecins.*

Pag. 143. ligne 16. *mais fon imagination,* lifez *fon imagination.*

Pag. 143. ligne 19. *rien ne pouvoit,* lifez *or rien ne pouvoit.*

Pag. 154. lignes 16. & 17. *plus fortement à reprifes,* lifez *plus fortement & à reprifes.*

Pag. 156. ligne premiére, *ces vaiffeaux,* lifez *fes vaiffeaux.*

Pag. 165. ligne 17. *à la même partie,* lifez *à cette même partie.*

Pag. 189. ligne 32. *douze & demie,* lifez *douze & un quart.*

Pag. 320. ligne 6. *dans ces deux cas,* lifez *dans ces deux cas,*

Pag. 341. notte marginale, *chap. 6.* lifez *chap. 9.*

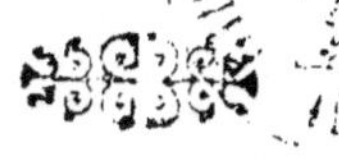